NUTRIÇÃO ESPORTIVA

MITOS E VERDADES

NUTRIÇÃO ESPORTIVA

MITOS E VERDADES

Ney Felipe Fernandes

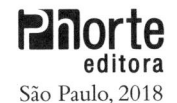

editora

São Paulo, 2018

Nutrição esportiva: mitos e verdades
Copyright © 2018 by Phorte Editora

Rua Rui Barbosa, 408
Bela Vista – São Paulo – SP
CEP 01326-010
Tel.: (11) 3141-1033
Site: www.phorte.com.br
E-mail: phorte@phorte.com.br

CIP-BRASIL. CATALOGAÇÃO NA PUBLICAÇÃO
SINDICATO NACIONAL DOS EDITORES DE LIVROS, RJ

F41n

    Fernandes, Ney Felipe
      Nutrição esportiva : mitos e verdades / Ney Felipe Fernandes. - 1. ed.
- São Paulo : Phorte, 2018.
      192 p. : il. ; 21 cm.

      Inclui bibliografia
      ISBN 978-85-7655-693-0

1. Atletas - Nutrição. 2. Aptidão física - Aspectos nutricionais. I. Título.

| 18-48804 | CDD: 613.2024796 |
| | CDU: 613.2:796.071.2 |

Leandra Felix da Cruz - Bibliotecária - CRB-7/6135
ph2405.1

Este livro foi avaliado e aprovado pelo Conselho Editorial da Phorte Editora.

Impresso no Brasil
Printed in Brazil

AGRADECIMENTOS

Tenho comigo que o mérito de um ser consiste em sua contribuição desinteressada para o desenvolvimento de outros seres, estando ele ciente disso ou não. Por isso, gostaria de começar agradecendo aos animais que participaram de todos os estudos citados neste livro: os ratinhos e muitas outras espécies de animais que doaram e ainda doam as suas vidas para que nós, humanos, possamos caminhar em direção ao progresso. Que possamos fazer jus a essas vidas ceifadas ao longo dos tempos. Meus sinceros agradecimentos a vocês, meus irmãozinhos. Que Deus os ilumine na sua jornada.

Agradecer é sempre complicado, pois envolve citar nomes, mas vamos tentar, agradecendo aos amigos que, de alguma forma, influenciaram na elaboração deste livro.

Agradeço à Professora Doutora Rosana Nogueira de Morais, pela oportunidade do mestrado, e ao Professor Doutor Anderson Joel

Martino Andrade, pela paciência e pela ajuda necessária no mesmo período.

Ao pessoal do fórum *Hipertrofia.org*, que acompanhou minha preparação no diário *De Nutricionista a Bodybuilder*. A vocês, que me estimularam muito a escrever este livro, muito obrigado!

Aos meus amigos do coração que me apoiaram e me incentivaram no processo do livro: Leonardo Tibes, Maurício "Guido" e Michel "Chagas".

Aos amigos que a musculação me trouxe: André Pajé, Daniel Ribeiro, Fabrício Pacholok, Emmanuel Martyres, Dudu Haluch, Dr. Luiz Paulo, Diego Araújo e Marco Lamera.

Aos amigos que a gastronomia *fit* me trouxe: Raí Salgueiro, Diego Bergamini e Alexandre Prosdócimo.

A toda a minha equipe de nutricionistas da Nutrição Avançada. Vocês são demais!!!

Aos meus médicos: meu querido amigo e padrinho Antonio Krieger, e meu primo Alan "Su" Niemies.

Um agradecimento especial a alguém que foi crucial para a concretização deste projeto: o meu amigo, parceiro de treino, de trabalho e a pessoa que mais entendeu meu jeito de ver a nutrição, meu querido Eduard Carvalho Jr.

À minha amada esposa, Cláudia Rietter Fernandes, calma da minha alma, coração do meu coração. Sem ela ao meu lado, o que seria de mim? Muito obrigado por ser essa pessoa tão importante na minha vida!

Aos meus pais, Nei e Margaret, por me terem propiciado a educação que tive e me terem nutrido com o que realmente deve nos nutrir: o amor!

À minha maninha, Flávia, por ter escolhido compartilhar seus carmas e seu DNA comigo nesta vida.

Não creio, porém, que seja necessário agradecer a Deus. Seria redundância, pois Ele está em cada palavra anterior, em cada ser citado nessas singelas linhas.

Conheça todas as teorias.
Domine todas as técnicas,
mas ao tocar uma alma humana,
seja apenas outra alma humana.
Carl Gustav Jung

APRESENTAÇÃO

Quando tive a certeza de que era hora de fazer um livro, veio a primeira dúvida: "Como fazer um livro tecnicamente correto, científico, imparcial, utilizando uma linguagem de credibilidade e, ao mesmo tempo, acessível ao maior número de pessoas possível?". Lembrei-me do quanto eu conseguia fazer isso nas consultas ou no meu *blog*, no fórum *Hipertrofia.org*, e que isso me rendia bons *feedbacks* das pessoas, por exemplo, "Olha, Ney, não sou da sua área, mas entendi perfeitamente o que você quis explicar".

No entanto, gostaria de deixar claro que não estou audaciosamente querendo impor nenhuma forma de pensar, não estou me intitulando detentor de grande conhecimento. Este despretensioso livro é apenas a expressão da minha forma de ver a Nutrição, sugerindo manobras dietéticas para os profissionais da área, ideias para o praticante que tenta elaborar uma conduta alimentar, ou, ainda, algum referencial científico (que não é mérito meu, mas dos autores citados) para estudo posterior. "Exceto a morte, tudo são hipóteses", certa vez ouvi. Ainda mais no campo da Biologia, no qual se descortinam verdades aos nossos olhos quase diariamente e, graças a essas maravilhosas descobertas, estamos a cada dia nos aprimorando como profissionais da área da Saúde. Para o leitor mais atento, este livro se apresentará quase como um ensaio sobre a Nutrição. Arriscarei suposições, teorias, e, tal qual em um ensaio, faço o convite a debater sobre algo de maneira amistosa e flexível.

Também penso que este escrito pode ser a minha oportunidade de uma singela contribuição para a Ciência Nutricional, que já fez tanto pela minha vida, e, como o mestre Arnold Schwarzenegger diria: "*You have to give back*". Espero que você, leitor, encontre ressonância comigo nas próximas páginas, mas, caso discorde, que seja para evoluir ainda mais essa arte sagrada de manipular a alimentação do ser humano. É provável que quem me acompanha na internet ou no fórum ache que esta obra é "chover no molhado", por já conhecer mais ou menos o que penso. Contudo, até para você que me acompanha todo dia e por quem tenho muito carinho, algumas páginas serão novidade, pois fiz questão de não colocar apenas o que penso, mas sim deixar o leitor tirar suas próprias conclusões.

Por este livro não ter como foco apenas o público acadêmico, utilizo minha linguagem de consulta (alternando metáforas, linguagem comum e terminologia técnica). Tomei a liberdade de me embasar não só na teoria, mas na minha prática clínica, pois, pelo número de clientes que atendi, posso ter uma amostragem estatística razoável para comprovar a eficácia da simplicidade na dieta baseada nos cálculos que desenvolvi. Além disso, com o tempo, tive auxílio de minha equipe, que foi treinada para ver a Nutrição como vejo. No entanto, um adendo: procure se despir de alguns tabus, preconceitos ou dogmas, pois a simplicidade das coisas assusta às vezes e a realidade é sempre simples, nós é que a complicamos.

Não quero mastigar muito os conceitos de bioquímica e adentrar muito nos aspectos biomoleculares, embora a vontade de fazê-lo seja enorme. Apesar de ser mestre em Biologia Molecular, entendo que, se eu ficasse preso a essas questões, acabaria perdendo o foco do meu público-alvo e também mudaria a natureza desta obra. Por isso, já antecipo minha justificativa quanto às críticas, por ter sido superficial em alguns trechos. Procurei, também, não me ater a aspectos funcionais e nutracêuticos da alimentação, já que não é minha área de domínio. Assim, espero a tolerância dos meus colegas nutricionistas nesse sentido. Melhor que falar do que não sei é ficar em silêncio.

Justifico previamente porque não quero reduzir tudo a calorias, VET, glicogênio etc.: se eu falar que 40 g de carboidrato têm impacto "X" no glicogênio, seja ele do açúcar refinado ou do farelo de aveia, é porque estou desprezando (no sentido de não levar a variável em conta) a funcionalidade dos alimentos. No entanto, quem me conhece e quem é acompanhado por mim e pela minha equipe sabe que levo isso muito em conta na hora de elaborar um plano de dietoterapia, porque, obviamente, ingerir açúcar é diferente de ingerir aveia (que é diferente de ingerir feijão, e assim por diante).

Cabe aqui, ainda, avisar ao leitor que a minha maior intenção com este livro é desmistificar, ou, pelo menos, questionar alguns dogmas que conhecemos e entender os processos que envolvem as muitas dietas e livros que existem (sabendo, no entanto, que tiveram a sua importância na história da Nutrição). Quando alguém vem me falar do livro de dieta "X" do fulano de tal, já imagino que o resultado se dará por conta da variável que o autor está manipulando (*deficit* calórico, depleção de glicogênio, manipulação hormonal etc.). Eu gostaria realmente de ter "a minha dieta". Exceto pelo nome estranho que ficaria, me faria bem ao ego ter um livro como *A dieta do Ney*, mas a minha dieta é uma não dieta. Poderia fazer este livro com um nome mais comercial, do tipo *A dieta do glicogênio*, ou sei lá o quê. Mas, sem demagogia, eu não me sentiria bem assim e isso não seria correto. Primeiro, eu estaria sendo reducionista demais, achando que para todo mundo basta uma regra dietética. Estaria deixando de ser imparcial (e esse foi o ponto mais precioso que aprendi com o meu mestrado). E outra: estaria sendo leviano com a importância da minha profissão e com meus colegas que fazem cálculos e buscam adequar a individualidade biológica da pessoa às diretrizes dietéticas para o melhor resultado do seu cliente/paciente.

Então, o que realmente desejo fazer com este livro? É tentar colocar alguma claridade, alguma luz na cabeça do leitor (e na minha), para que possamos parar de dar rótulos às dietas, e, no final das contas, elas são apenas uma "pedagogia" para se manipular o metabolismo como um todo. Em alguns trechos, o leitor verá claramente minha revolta ou emoção, pois não sei ser só nutricionista ou só escritor ou só Ney Felipe. Não sou um ser setorizado, e isso fica bem explícito na escolha dos suplementos que abordo no livro. Escolhi o que acho o mais importante, pela abrangência de aspectos ergogênicos, funcionais e nutritivos (*whey*), e o mais dispensável (glutamina), pelo péssimo custo/benefício (opiniões pessoais). Saiba, leitor, que, ao final desta obra, experimentei uma felicidade até então não sentida por mim: a de levar informação útil e sincera para pessoas que, muitas vezes, são vítimas de *marketing* barato.

Contudo, sempre procuro utilizar como norte a Ciência e, por vezes, vejo que o maior defeito dos profissionais é colocar o que eles acham que é no lugar do que realmente é. Não vou dizer que eu não tenha escrito algumas linhas com certa dor no peito, pensando

"Que droga que o metabolismo é assim! Por que não é do jeito como eu queria que fosse?". Estou aqui porque quero a verdade, mas nem sempre a verdade traz conforto em um primeiro momento.

Pretendo, ainda, falar mais sobre dois aspectos que vejo que o pessoal deixa de lado na hora de elaborar uma dieta: o glicogênio (e a sua correta manipulação) e os mecanismos que envolvem a fome. Este último, particularmente, acho interessante, porque nada será possível se você não controlar a fome. Entretanto, para controlar algo, você tem de entendê-lo antes.

Quero que saiba que fiz este livro com imenso carinho. É meu protesto contra minha própria falta de tempo, quer seja para atender e atingir todas as pessoas que eu queria, quer seja para abraçar todos os projetos que desejo, bem como um "manifesto nutricional" contra a conduta alimentar imposta de maneira autoritária e que não leva em conta aspectos individuais, muitas vezes não explícitos no paciente.

Assim como outros profissionais de que o Brasil dispõe na área da Nutrição, sou apaixonado por essa Ciência e pelo ato de nutrir uma pessoa, mas, como qualquer ser humano, trago em mim fraquezas que me impedem de chegar à perfeição na área em que atuo. Saiba, também, que me encanta muito ver que tenho em minhas mãos uma ferramenta a favor da saúde, da beleza, da estética, e capaz de deixar o mundo mais belo e transformar o metabolismo em uma verdadeira máquina (ou, simplesmente, melhorar a autoestima de um cliente).

Desejo que, ao final da leitura, você não tenha todas as respostas, mas se faça as perguntas certas. Provavelmente, terminará a leitura com mais dúvidas do que quando começou, pois, se pensa que este livro irá lhe ensinar cálculos para fazer sua dieta ou dizer-lhe a quantidade exata de carboidratos que deve ingerir por dia, você deve parar a leitura aqui mesmo. O maior erro dos livros de dieta é não levar em conta a individualidade biológica das pessoas e as demais variáveis que compõem essa individualidade (sejam elas variáveis fenotípicas ou genotípicas). Acredite em mim: cada um tem sua dieta e sempre vai aparecer alguém querendo ser o "profeta nutricional" que encontrou o segredo do emagrecimento (ou da definição muscular, ou da hipertrofia etc.).

Este livro não é a minha última palavra sobre dietas. A Ciência não é algo estático e tenho pavor só de pensar em ser mais um profissional engessado em seus dogmas, atrás de uma mesa, passando para o paciente conceitos que já foram por água abaixo. Essa publicação também não é a certa para você que quer saber mais sobre obesidade e síndrome metabólica, pois deixo claro que traz uma nutrição voltada para atletas, para pessoas que têm um *turnover* de glicogênio diferenciado. Imagino que uma hora se faça necessário um livro tratando sobre a obesidade, sobre o sobrepeso. No entanto, acredito que, por fugir da pirâmide alimentar trivial que aprendemos na faculdade, tal livro deverá ser bem embasado tanto teoricamente quanto na prática e, por isso, demandará mais tempo.

Para finalizar, desejo que o seu pensamento seja: "Como posso comer as calorias que preciso para definir (ou ganhar massa magra) da maneira mais saudável e gostosa possível, e que sejam as mais adequadas ao meu contexto individual?". Pois, como sempre digo: "Você não precisa fechar a boca, apenas abra a sua mente!".

SUMÁRIO

UM ESPETÁCULO CHAMADO METABOLISMO

A função de todo alimento é nutrir a célula. A nutrição só cumpre seu papel de verdade quando o alimento chega como macronutriente à célula. Todo o nosso sistema digestório e também seus órgãos acessórios foram arquitetados ao longo da evolução para este fim: sobrevivermos. Ainda não somos capazes de alimentar nossas células com o nitrogênio disponível no ar e, por isso, devemos dar a importância que o alimento merece antes de gastarmos horrores com suplementos alimentares. Portanto, achar que absorvemos melhor os suplementos é incorrer em erro e desprezar a importância dos alimentos. Podemos absorver mais rápido (o que, em alguns casos, não significa ser melhor).

1.1 A viagem das proteínas

Antes de tudo, vamos entrar em um acordo: não existe absorção de proteínas! Quando falamos em "absorção de proteínas", utilizamos uma expressão muito ampla e, ao mesmo tempo, tão vaga quanto "comer demais engorda". Digo isso porque ainda escuto: "Ney, quanto de proteínas podemos absorver em uma refeição?". Imagina-se que absorção de proteína é fazer, de algum modo, o peito de frango que você comeu ir parar nos seus bíceps. De certa forma, é correto, porém, para que isso ocorra, o aminoácido precisa viajar "muitos quilômetros" para fazer parte (ou não) de um bíceps, ou tríceps etc. Você precisará de todo um ambiente metabólico favorável para que isso aconteça.

Quando me perguntam sobre absorção de proteínas, fico confuso, porque não absorvemos proteínas. Podemos sintetizá-las, degradá-las, excretá-las, endocitá-las, exocitá-las, modificá-las em nível celular, ou, então, absorver aminoácidos e peptídeos. Entretanto, é impossível que o trato digestório absorva as macromoléculas chamadas pelos gregos de *proteínas*. É esse mesmo princípio que faz que comer gelatina, com a intenção de melhorar a pele, tenha eficácia zero!

1.1.1 Definição

Derivada etimologicamente do grego, a palavra *proteína* significa "de primeira importância", pois as proteínas são macronutrientes essenciais para a sobrevivência do organismo animal, estando diretamente envolvidas na construção de tecidos, reações imunológicas, bem como atividades enzimáticas e hormonais. São sintetizadas por uma sequência de resíduos de aminoácidos (sua unidade básica) que, por meio de ligações peptídicas, formam sua particular estrutura (Katch, Katch e McArdle, 2008).

Essa conformação é peculiar, porque somente as proteínas têm em sua composição o átomo de nitrogênio, que é oriundo de suas unidades (aminoácidos) e, portanto, ausente nas demais fontes energéticas (carboidratos e lipídios). Elas, ainda, podem conter: enxofre, fósforo, ferro e cobalto (Waitzberg, 2009). Estão presentes no nosso organismo em músculos, ossos, tecido conjuntivo, vasos sanguíneos, células do sangue, pele, cabelo e unhas, sendo continuamente degradadas e substituídas ao longo de um processo conhecido como *turnover* (Shils et al., 1999).

O *turnover* consiste em uma série de reações fisiológicas, regulada por fatores dietéticos, hormonais (insulina, glucagon, IGF-1, entre outros) e metabólicas, favorecendo o anabolismo ou o catabolismo. Para que ocorra a reparação e a construção de novas proteínas ao longo da demanda do *turnover*, faz-se necessário que elas mesmas estejam presentes em proporções adequadas na alimentação (Hirschbrush e Carvalho, 2002; Shils et al., 1999).

1.1.2 Digestão

O nosso trato gastrintestinal foi arquitetado para quebrar toda e qualquer proteína que porventura apareça nele. Quando há o consumo de uma proteína (vamos esquecer um pouco a suplementação de proteína e pensar em uma proteína sólida, como ovo ou peito de frango), o primeiro mecanismo a ser ativado é o da parcial digestão gástrica pelo sistema nervoso entérico. Este, por sua vez, é um sistema "independente" do sistema nervoso central (SNC), pois funciona com estímulos físicos locais do alimento e direciona os movimentos e as secreções gástricas.

Quando uma proteína chega ao estômago, os movimentos de mistura se iniciam. Células específicas "percebem" a presença de alimento e secretam um hormônio chamado gastrina, que vai agir em células específicas (células parietais), iniciando a secreção de ácido clorídrico (HCl). O HCl vai reduzir o pH do estômago, promovendo a acidose estomacal, ativando a pepsina (enzima--chave na quebra de proteínas) a partir do pepsinogênio em um pH específico promovido por esse HCl previamente secretado (Guyton e Hall, 2006). Em outras palavras, o ácido tem pouca influência direta sobre a proteína. O ácido em si é fator primário para as proteínas deixarem sua forma pré-ativa e assumirem sua forma ativa (de outro modo pessoas que tomam omeprazol e afins cronicamente jamais iriam digerir as proteínas da dieta).

Estamos começando a jornada do peito de frango. Essa é a primeira parte do ciclo gástrico das proteínas. Eu ainda não havia citado, mas, na verdade, antes mesmo de colocarmos o alimento na boca, a acetilcolina, através do nervo vago da inervação parassimpática, já estimulou um pouco do HCl em razão da fase cefálica da digestão (fase em que o cheiro ou o estímulo visual do alimento nos dá água na boca). Portanto, não só do sistema nervoso entérico sobrevive o trato gastrintestinal, mas, também, do SNC (Fox, 2007).

Por mais que a digestão da proteína tenha início no estômago, a maior parte desse processo ocorre no intestino delgado. Os eventos que promovem a degradação de polipeptídios em aminoácidos no intestino já estão bem elucidados pela literatura. As proteínas saem do estômago ainda na forma de grandes moléculas (polipeptídios, peptonas etc.), e, com a ação de enzimas presentes nos sucos pancreáticos, há a formação de moléculas menores, que são os di e tripeptídios. A finalização desse processo ocorre por proteases específicas, que são produzidas nas microvilosidades da mucosa intestinal e fazem todo esse material se reduzir a aminoácidos, facilitando, assim, a tão comentada, desejada e especulada absorção de proteínas (estamos falando da absorção pelo intestino, porém). Esse processo promove, ainda, a reabsorção da proteína endógena (do próprio corpo) e produtos de descamação intestinal, visto que proteínas endógenas (enzimas) são necessárias para digerir proteínas exógenas (da dieta obtidas) (Douglas, 2002). A Figura 1.1 resume bem os locais de absorção, não só dos aminoácidos, mas, também, dos ácidos graxos e carboidratos.

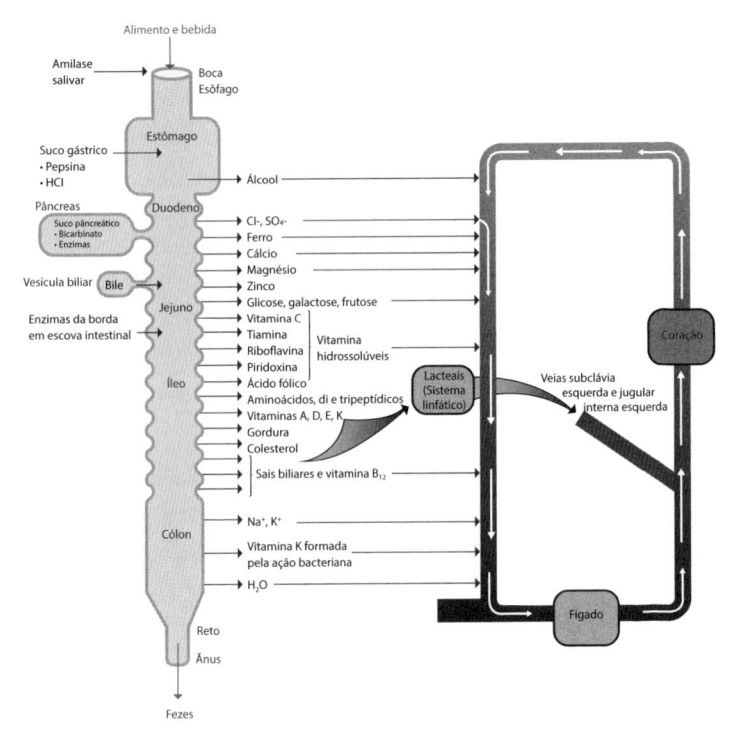

FIGURA 1.1 – Locais de secreção e absorção no trato gastrintestinal.
Fonte: Mahan e Escott-Stump (2005).

Os aminoácidos são absorvidos, ou seja, transferidos da luz intestinal para o sangue, sobretudo por meio de transporte ativo competitivo. Quando falamos em transporte ativo na Biologia, estamos falando de gasto de energia, ou seja, a absorção de aminoácidos requer gasto e ressíntese de adenosina trifosfato (ATP), a moeda corrente de energia. Esse transporte ativo necessita de piridoxina (vitamina B_6) como transportador. O que faz esse transporte ser, além de ativo, competitivo, é que os aminoácidos no intestino podem competir entre si para serem absorvidos para o sangue. Ademais, já estando no plasma (veremos mais detalhes posteriormente), podem competir pelos sítios de receptores celulares. Entretanto, alguns aminoácidos podem ser absorvidos pelas células intestinais por meio de difusão facilitada, como ocorre com os carboidratos. Em geral, o aminoácido mais abundante retarda a absorção dos demais (Douglas, 2002).

Contudo, os aminoácidos não chegam livremente à circulação sistêmica. Antes disso, eles passam pelo fígado para fazer o "balanço" do que entrou, do que deve sair, do que deve ficar etc. Por meio da veia porta, uma enxurrada de aminoácidos chega até o fígado sob forma livre. Então, nos hepatócitos, há outro tipo de absorção: a absorção celular. O que nossas células hepáticas vão fazer com os aminoácidos que acabaram de chegar vai depender do nosso "momento celular", ou seja, do nosso estado nutricional do momento.

Você está em repouso? Está se exercitando? É um paciente que está sob estresse pós-traumático? O seu aparelho hepático terá também um funcionamento diferente, dependendo do efeito do hormônio sob o qual ele está. O indivíduo que almeja hipertrofia deve saber disto: o que seu corpo vai fazer com os aminoácidos que você está comendo depende tanto do que você está fazendo quanto do que está comendo.

O famoso "atleta interior", Dan Millman (2008), diz, em seus livros, que nosso corpo é uma máquina que precisa apenas de sutis recados. Dê a ele sutis recados, e ele entenderá. Millman cita, inclusive, o alongamento como exemplo. Se você quiser alcançar a ponta do dedos dos pés sem flexionar os joelhos, vai ter de, dia após dia, dar um pequeno recado ao seu corpo. Ele entenderá. Se tentar isso bruscamente, você se machucará.

Com nosso metabolismo proteico, não é diferente. Isso não lhe soa familiar? "Treine, coma, durma". O mantra é para ser seguido. Fazemos tudo isso para manipularmos as variáveis envolvidas no processo de crescimento muscular, no processo de transformar o corpo em uma verdadeira máquina, fazê-lo dar tudo que ele pode dar.

Voltando ao metabolismo proteico, temos agora uma grande quantidade de aminoácidos que chegaram ao fígado, e este está sob a ordem dos hormônios, os grandes "maestros" dessa orquestra toda.

Devo abrir um parêntese aqui: com os aminoácidos de cadeia ramificada (leucina, isoleucina e valina), a metabolização é um pouco diferente. Enquanto alguns aminoácidos sofrem pouca influência quando estão no fígado; outros, como a alanina, são preferidos por ele; e outros aminoácidos têm preferência de outros órgãos, caso da glutamina. Uma parte da glutamina ingerida é utilizada como substrato dos enterócitos, as células do intestino (Cozzolino, 2007).

Agora, vamos supor que em um dia você faça certinho o seu "dever de casa". Você trabalhou com as outras variáveis perfeitamente: treinou como um cavalo e dormiu como um neném na noite anterior. O próximo passo é comer, e você come, toma sua dose de *whey* hidrolisado (que, é claro, não precisou passar por todas as etapas da digestão que citei) e coloca rapidamente aminoácidos no sangue. Tudo certo? Na verdade não, pois a absorção de aminoácidos não é tudo. A nutrição de fato, no meu entender, só ocorre quando o alimento, na forma de moléculas, chega à célula e é usado por ela de acordo com a nossa intenção. Por isso, o próximo passo é o endereçamento de aminoácidos.

1.1.3 Distribuição de aminoácidos: do fígado para a célula

Com exceção do aminoácido triptofano, o único que circula no sangue ligado a uma proteína plasmática (albumina), os demais circulam livremente (em um percentual relativamente pequeno) no plasma. Dando continuidade à nossa jornada, o alimento acaba de chegar sob a forma de aminoácidos ao fígado, e este vai agir (aproximadamente) da seguinte maneira: 20% dos aminoácidos que entraram no fígado vão para a circulação, para que possam chegar aos outros tecidos e cumprir seu papel celular específico (estrutural, enzimático, entre outros); 6% são utilizados para síntese de proteínas plasmáticas (albumina, por exemplo, que carreia elementos não solúveis no plasma, como esteroides anabolizantes), e outros tantos são metabolizados e retidos no próprio fígado. O fígado, em geral, tem preferência pela síntese de proteínas de meia-vida mais curta, como fibrinas ou enzimas que serão utilizadas pelo hepatócito (Cozzolino, 2007). Devemos sempre lembrar que os percentuais de utilização, distribuição e desaminação dos aminoácidos dependem do estado nutricional do indivíduo.

No entanto, o meu foco, neste capítulo, são os aminoácidos que vão do fígado para o sangue, pois só assim chegam ao destino final: a célula muscular! Quando liberados do fígado para o sangue, os aminoácidos ultrapassam barreiras intersticiais até chegarem à membrana celular. Devemos lembrar que eles passam por processo de transporte na membrana celular, que é anfipática, ou seja, é tanto hidrofóbica quanto hidrofílica. Logo, a permeabilidade de um aminoácido na célula é ditada pela presença de transportadores celulares de membrana. Esses transportadores (receptores) são também proteínas, que um dia foram sintetizadas, migradas e ancoradas na membrana celular pelas organelas celulares (Cozzolino, 2007).

Às vezes, parece-me que a visão que a maioria das pessoas tem é que nosso corpo gira em torno da hipertrofia ou da definição musculares. Essa é uma visão muito limitada! Enquanto o corpo estiver regenerando uma fibra muscular, está, por exemplo, regenerando um receptor celular de adrenalina; está formando glicoproteínas de membrana para proteger as células de agressões químicas e físicas; e está formando estruturas proteicas celulares (citoesqueleto) para dar maleabilidade e estrutura ao formato da célula. Estruturas proteicas servem como trilho no campo interno da célula. Elas, na forma de microtúbulos, são necessárias para lançar uma "bolsa" cheia de insulina para fora da célula (pois esse hormônio tem de ir intacto para o sangue), ou então, podem realizar o ancoramento de receptores (como os GLUTs) na membrana (Alberts et al., 2011). Tais estruturas proteicas existem, pois, ao contrário do que aprendemos no primário, as organelas não ficam flutuando na célula. Tudo tem um caminho, um roteiro, uma ordem. As mitocôndrias não ficam espalhadas no citosol e outras organelas não ficam à deriva. Elas têm uma orientação. O que mantém essa orientação são estruturas proteicas.

Retomemos o raciocínio sobre o destino tão glorioso do nosso aminoácido que acabou de passar pelo fígado. Foquemos, aqui, o aminoácido, que irá exclusivamente virar músculo. Você, que sempre se pergunta sobre o trajeto de uma proteína, deve estar lendo isso com muita empolgação, e, para falar a verdade, também escrevo com empolgação, pois não sei como pode uma máquina ser tão perfeita quanto o corpo humano. Bem, o aminoácido já está no sangue, já que o fígado permitiu a passagem dele, por ter recebido a mensagem de que o corpo precisa muito desse nutriente naquele instante. Para sabermos se a sua absorção pela célula será eficaz, temos de lembrar em que momento estamos. Se estivermos em um momento catabólico, teremos a degradação dele (pelo fígado, e pelos rins, desaminando-o), mas, como se trata de construção de músculos, ou esse aminoácido é oriundo de uma refeição (por exemplo, um almoço) ou de um *shake* pós-treino (com carboidrato de alto índice glicêmico/insulinêmico, como glicose). Para que seja utilizado pela célula, ele precisa ser absorvido por ela. Esse é o próximo passo.

1.1.4 Absorção celular

Em geral, os aminoácidos livres estão muito mais concentrados dentro das células, ofertando-lhes nitrogênio, do que no plasma. Alguns aminoácidos, como a glutamina, estão em um volume muito mais alto no ambiente intracelular (19,45 Mm intra x 0,57 Mm extra). Dispomos de 20 aminoácidos na natureza, e, assim como eles variam, os receptores celulares, ou seja, os portões transmembrana, também variam de acordo com a especificidade de cada aminoácido. Em geral, aminoácidos essenciais são transportados por diferentes transportadores, e estes obedecem a duas classes: sódio-dependente e sódio-independente. O transportador sódio-dependente atua no sistema de simporte ou cotransporte. Esse mecanismo transportador não atua somente em aminoácidos. Nós temos várias células especializadas em transporte e antiporte (sistemas de transporte de membranas em que células fluem em sentidos opostos) no organismo (só para citar, as células do túbulo renal, que sintetizam bicarbonato, regulando a acidez do sangue) (Shils et al., 1999). Falo isso para não ficarmos restritos somente à visão de que o corpo gira em torno da formação dos músculos.

Seguindo adiante, temos o sistema de cotransporte, fazendo que o canal se abra e o sódio tenda, automaticamente, a entrar na célula (pois ele está em maior concentração no sangue – 140 mEq fora contra 10 mEq dentro da célula –, e obedecerá a força do gradiente). O aminoácido em questão "passará" junto com o sódio, e este, depois, retornará para o ambiente externo via bomba sódio-potássio que reequilibra o gradiente. Alguns aminoácidos, no entanto, têm transportadores sódio-independentes, como os transportadores System L, dos aminoácidos de cadeia ramificada (BCAAs, na sigla em inglês), e System N, da glutamina, histidina e asparagina, que agem na formação de gradiente (Shils et al., 1999).

O comportamento dos receptores celulares de aminoácidos (atualmente foram identificados sete) pode sofrer grande
influência dos hormônios. A insulina, por exemplo, sensibiliza
receptores System A e System Xsc, fazendo que os aminoácidos
relacionados com esses receptores sejam prontamente retirados
do sangue e internalizados pela célula. Sem querer fazer um
aprofundamento sobre o potencial anabólico inquestionável
da insulina, após a sua secreção, há, ainda, níveis reduzidos de
BCAAs no sangue, representando o influxo celular destes (Shils
et al., 1999). Uma vez que o aminoácido está na célula muscular, com todas as condições favoráveis, vai se tornar o que
tanto queremos: músculo (lembre-se de que o aminoácido pode
entrar em qualquer célula, estamos enfatizando, porém, a célula
muscular).

1.1.5 Relações intermetabólicas dos aminoácidos

Fico impressionado com as pessoas que consomem proteínas o tempo todo desesperadamente. Vou abordar, mais adiante,
os aspectos que envolvem a síntese de proteína na célula mus-
cular-esquelética e esse dogma de que temos de comer proteínas de 3 em 3 horas, senão estaremos catabolizando. Antes
disso, cabe mencionar o seguinte: carboidratos podem se converter em aminoácidos (da mesma maneira que aminoácidos
podem se converter em carboidratos ou gorduras. No entanto,
em razão de peculiaridades estruturais, alguns aminoácidos pro-
duzem corpos cetônicos; e outros, glicose). Sabemos que apenas
9 aminoácidos são essenciais e os outros podem ser convertidos

a partir de outros substratos. Alguns são limitantes de síntese e devem ser fornecidos pela dieta; outros são mais dificilmente convertidos em gordura.

O que as pessoas esquecem — e, às vezes, os próprios professores deixam passar batido — é que o ciclo de Krebs não é somente catabólico. Aprendemos que ele gira no sentido catabólico, mas pode fornecer substratos para o anabolismo e para o catabolismo. Portanto, ele é anfibólico. O succinato, o fumarato e o oxalacetato podem ser fornecidos por aminoácidos (catabolismo de aminoácidos para formar energia no ciclo de Krebs). No entanto, o citrato pode sair da mitocôndria, ir para o citoplasma e, por meio da enzima citratoliase, produzir acetil-CoA, que inicia a síntese de ácidos graxos. Já o malato, na presença da enzima málica, pode fornecer uma porção do $NADPH^+$, necessária para a síntese de ácidos graxos (anabolismo de gordura) (Gropper, Smith e Groff, 2011). Ou seja, se você pensou que bioenergética era algo simples, o buraco é mais embaixo, pois os nutrientes "dançam" e se revezam no organismo conforme nosso momento celular. A Figura 1.2 resume um pouco sobre as interconexões metabólicas.

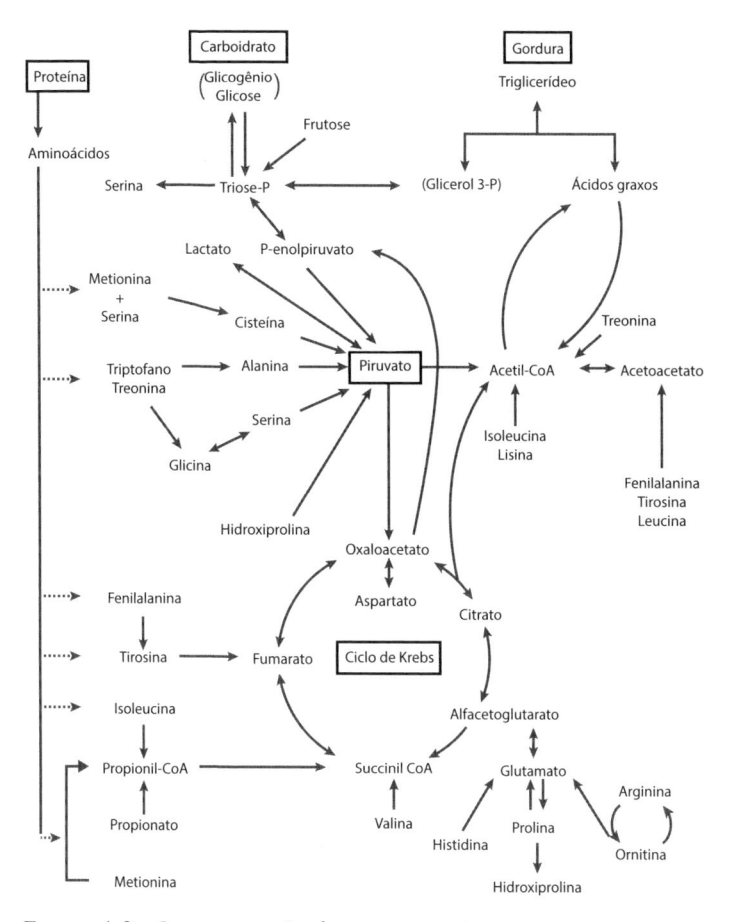

FIGURA 1.2 – Interconversão dos macronutrientes.
Fonte: Gropper, Smith e Groff (2011).

Um ponto muito importante é que esquecemos (ou nos atemos muito pouco a esse detalhe) de algo ainda tão básico como a síntese dos aminoácidos não essenciais e acabamos ingerindo carboidratos em excesso na ânsia de promover anabolismo proteico. As pessoas esquecem de que os físicos mais bonitos em que nos espelhamos atingem seu auge depois dos trinta e poucos anos de idade (salvo exceções que aparecem vez ou outra, como Arnold Schwarzenegger), e por isso, vemos "crianças musculares" infladas de água ou tomando muita trembolona e hormônio do crescimento no intuito de adquirirem a mesma maturidade física de um indivíduo de 30 anos de idade e 15 anos de treino.

A questão que envolve ingestão proteica não é diferente. Não é raro eu atender pessoas que consomem quase exatamente a mesma gramagem de proteína e carboidratos por quilo de peso corporal e se encontram estagnadas em seus ganhos, não sabendo o que está errado na dieta. Talvez isso não seja tão danoso para seus rins quanto é para seu bolso, mas o fato é que, exceto aminoácidos limitantes (os que são cruciais para promover a síntese de proteína), os aminoácidos essenciais não precisam vir necessariamente de fontes proteicas. Se houver demanda, o nosso metabolismo regulará o *turnover* proteico solicitando nitrogênio de outras fontes (como a glutamina, a ureia etc.). Às vezes, penso que subestimamos a inteligência dos nossos sistemas de controle. Não é curioso que os primeiros aminoácidos requisitados em jejum sejam os não essenciais (Nelson e Cox, 2006), ou seja, os mais dispensáveis?

Falando em aminoácidos não essenciais, vamos deixar claros alguns pontos:

- 80% do nitrogênio disponível na natureza se encontra na atmosfera. No entanto, não somos capazes de utilizá--lo porque ele não se encontra na forma reduzida.

- O ponto de entrada do nitrogênio reduzido se dá por meio do aminoácido glutamato.
- A atividade da enzima glutamina sintetase constitui papel central na conversão de glutamato em glutamina (como doadora de nitrogênio para os demais aminoácidos). Contudo, o glutamato, através de outras vias, pode fornecer matéria-prima para outros aminoácidos, como a arginina (via ornitina, no ciclo da ureia) (Nelson e Cox, 2006).

1.1.6 Actina e miosina: os protagonistas

O músculo estriado que vemos crescendo é um conjunto de uma intrincada rede de miofibrilas se desenvolvendo a cada dia que passa, a cada treino que conseguimos concluir, a cada refeição que conseguimos fazer no horário certo. Esse contexto metabólico (descanso, dieta e treino) pode ser considerada como um substrato para promover a hipertrofia miofibrilar. Muitos sabem disso, mas o que é uma miofibrila e como ela se desenvolve é o que quero abordar rapidamente aqui para que faça sentido o que irei falar no próximo tópico.

O propósito desta seção não é descrever os processos envolvidos na contração muscular, e sim na formação da proteína muscular. Por isso, creio que não seja pertinente abordarmos aqui todo o processo de recebimento de potencial de membrana na placa motora, chegada do potencial que despolariza o interior da célula muscular e o deslizamento das actinas guiado pelo movimento de tração da cabeça da miosina. Um ponto deve ficar claro: no processo de hipertrofia, ocorre aumento no tamanho e no número de proteínas contráteis (actina e miosina) dentro da célula (Wilmore e Costill, 2001).

As miofibrilas são actina e miosina. A actina é uma proteína de peso molecular grande, formada por monômeros que são subunidades de actina globular (actina G). Milhares de actina G se acondicionam para formar uma actina F (filamentar). A actina tem diversas funções em outras células, por ser uma proteína de sustentação. Nas células que precisam se locomover com pseudópodes, a actina se torna seu esqueleto; nos eritrócitos, que precisam de uma "parede celular" forte para passar por entre os capilares, a actina lhes dá sustentação. A actina, bem como sua síntese, é passiva de fatores externos, estímulos neuronais e metabólicos e uma intrincada rede de proteínas cinases, proteínas acessórias e um grupo de proteínas conhecidas como rede Rh_o, que recebem esses sinais (por exemplo: fatores de crescimento estimulados pelo treinamento muscular) que modificam o comportamento da actina (Carneiro e Junqueira, 2013).

Já a miosina é uma proteína maior, mais espessa (aproximadamente 480 kDa), que consiste em seis polipeptídeos diferentes com um par de grandes cadeias pesadas e dois pares de cadeias leves. Apresenta uma "cabeça" que se ligará à actina na contração muscular. Essa cabeça também tem atividade ATPásica, ou seja, ocorre ali o processo de quebra de ATP. Embora não esteja claro ainda, a organização das miosinas musculares ocorre graças a proteínas acessórias, como a titina do citoesqueleto, que promove o alinhamento da miosina no sarcômero, além da miomesina e proteína C (Koeppen e Stanton, 2009).

1.1.7 Aproveitamento celular

Gostaria de lembrar ao leitor algo importante: nada é garantido no reino da bioquímica. Eu e ninguém podemos assegurar que o aminoácido que está agora na sua célula vai ser utilizado para a síntese de músculos, pois um aminoácido desaminado se torna um macronutriente doador de esqueleto carbônico (e isso é ditado especialmente pelo momento hormonal do indivíduo que pode ser ou não manipulado pela dietoterapia).

Quando temos um aminoácido desaminado, ou seja, que perde o grupamento amina, teremos um esqueleto carbônico (ou alfacetoácido) e pode ocorrer que esse aminoácido desaminado seja fonte de energia, ou que, ainda, antes de chegar à célula, tenha sua base nitrogenada convertida em ureia por enzimas hepáticas específicas (Wilmore e Costill, 2001). No entanto, aminoácidos diferentes cumprem papéis diferentes, não só no anabolismo, mas também no catabolismo.

Os aminoácidos só são utilizados como energia quando não há calorias suficientes na dieta e isso estimula hormônios catabólicos que agem diretamente no comportamento celular. Alguns aminoácidos como alanina, triptofano, cisteína, serina, treonina são convertidos em piruvato e, dessa maneira, participam do processo de geração de energia no ciclo do ácido tricarboxílico. O aspartato pode ter seu esqueleto carbônico convertido em oxalacetato (Gropper, Smith e Groff, 2011). Outros, como a fenilalanina, a leucina e a tirosina, podem formar corpos cetônicos, portanto, são denominados aminoácidos cetogênicos.

A leucina, particularmente, se não houver condições metabólicas suficientes que gerem síntese de proteína, poderá ser cetogênica, ou formar beta-hidroxi betametilbutirato (HMB), ou, ainda, colesterol. Já o triptofano pode ter também várias vias de ação conforme ocorra o catabolismo, podendo ser cetogênico, glicogênico (formando piruvato) ou, substrato para a síntese de serotonina (Gropper, Smith e Groff, 2011). Contudo, vamos pensar que tudo contribui para que o aminoácido chegue à célula, e esta, já previamente sinalizada pelos hormônios anabólicos, saberá levá-lo para cumprir o papel que nos interessa: construir músculo!

O processo de aumentar o volume muscular se chama hipertrofia. Em geral, não fabricamos novas fibras musculares (hiperplasia celular), embora alguns autores, hoje, observem que esse processo pode contribuir um pouco para o volume muscular total. Na prática, a hipertrofia muscular, ou seja, o aumento da fibra já existente, contribui para a maior parte da volumização muscular que podemos perceber em um indivíduo que tem praticado musculação nos últimos meses (Katch, Katch e McArdle, 2008).

A hipertrofia muscular se dá pelo aumento de miofibrilas, um aumento na síntese de proteínas contráteis dentro da célula muscular. Temos, entretanto, dois tipos de hipertrofia: a miofibrilar (essa que acabei de descrever) e a hipertrofia sarcoplasmática, decorrente de um acúmulo de organelas, metabólitos e nutrientes no sarcoplasma (citoplasma da célula muscular). Esta última não terá a contribuição daquele nosso aminoácido que tem viajado desde o peito de frango até aqui. Não no sentido de fazê-lo se converter realmente em uma miofibrila muscular (actina ou miosina). O que acontece na hipertrofia sarcoplasmática é um aumento do volume de metabólitos na célula sem necessariamente aumentar a quantidade de miofibrilas. E isso aumenta, de igual maneira, o volume celular, ou seja, vai aparecer na sua fita métrica que você ganhou medidas. Só que os ganhos não serão tão sólidos, pois é uma hipertrofia mais transitória, mais dependente de um conjunto de fatores que podem ser manipulados com a dieta do que com o treino (por exemplo, acúmulo de glicogênio).

É importante pincelar esses conceitos, diferenciando os tipos de hipertrofia, porque, mais adiante, vamos falar sobre as dietas *low-carb* e como elas acarretam mais a hipertrofia sarcoplasmática do que a miofibrilar e, assim como o treinador deve estar ciente de que determinado treino promove mais "congestionamento sarcoplasmático", o nutricionista deve estar ciente das manipulações dietéticas e o que elas provocam. É por isso que continuamos a ver nutricionistas dizerem que "os primeiros quilos de uma dieta cetogênica são água e massa muscular que vão embora" enquanto deveriam dizer "água e glicogênio". A não ser, é claro, que eles considerem glicogênio como massa magra, ou como algo que volumiza a célula conforme expliquei sobre a hipertrofia sarcoplasmática.

Vamos voltar para a hipertrofia miofibrilar. Embora ocorra no citosol, toda síntese de proteína inicia-se no núcleo, pelo processo chamado transcrição. Temos, em nosso DNA, determinadas sequências específicas de nucleotídeos (ou seja, o DNA é um aglomerado de nucleotídeos). Nessas sequências, estão informações para a formação de uma proteína, contudo, o DNA não pode liberar uma sequência "X" de nucleotídeos, ou seja, um gene para ir ao citoplama e ali, junto aos ribossomos e ao retículo endoplasmático (de que falarei em seguida), formar uma proteína. O DNA contém o código genético que apresenta todas as informações sobre a cor dos nossos olhos, a cor do nosso cabelo, se iremos ter dificuldade ou facilidade de ganhar massa muscular etc. De fato, ele é muito precioso e, por isso, ele faz uma cópia de si mesmo.

A enzima RNA polimerase identifica um gene ao longo de uma sequência de nucleotídeos denominada *sequência promotora*. A enzima colide aleatoriamente com o DNA, porém, ao encontrar um gene específico, ela se fixa fortemente a ele. Ela tem um sítio que desenrola a dupla fita em hélice do DNA, e, dessa maneira, deixa as bases dos nucleotídeos expostas. De acordo com o pareamento das bases complementares, em um sítio específico, a RNA polimerase adiciona ribonucleotídeos, dando início a uma cadeia de açúcares-fosfatos ligados por fosfodiésteres, complementando as bases da fita do DNA que está sendo exposta para a transcrição. Dessa forma, a RNA polimerase abre a fita à sua frente e, paulatinamente (na direção 5 para 3), vai agregando ribonucleotídeos à cadeia de RNAm. A energia para a formação é derivada das ligações fosfato-fosfato dos ribonucleotídeos trifosfatos (ATP, UTP, GTP, CTP). Concomitantemente, em um sítio distal à fita de DNA, ela se reassocia e assume seu formato antigo. A transcrição é interrompida quando a RNA polimerase encontra um sítio terminador. Pronto! Temos, assim, uma cópia do DNA. Temos um RNA, algo fino, uma fita, que carrega informações sobre a proteína que vamos ter (quais e quantos aminoácidos terá etc.) (Alberts et al., 2011).

Uma sequência de eventos promove estabilidade para a molécula de RNAm (para quem estuda Biologia, estou falando de capeamento, adenilação, *splicing* etc.), a fim de facilitar sua exportação pelos poros do envelope nuclear, além de sinalizar que o RNAm está pronto. Após todo esse processo, a molécula de RNAm, agregada à sinalizadores proteicos, está apta a deixar o nucleoplasma (Alberts et al., 2011).

O RNAm, ao deixar o núcleo, se ligará a agregados ribonucleoproteicos, denominados ribossomos. A maquinaria ribossomal, com a participação do RNAt (transportador) vai ler os nucleotídeos do RNAm, isto é, aquelas substâncias que foram copiadas do DNA. A leitura será feita em trincas, ou em outros termos, a cada três nucleotídeos (uma trinca de nucleotídeos é denominada *códon*), corresponderá um aminoácido específico. Então, do DNA se faz o RNAm, e com base no RNAm se fazem os aminoácidos. Essa é a sequência de modo que a primeira etapa é chamada de transcrição, e a segunda, de tradução, pois os ribossomos, aliados ao RNAt, vão traduzir os códons em aminoácidos (Alberts et al., 2011).

Você lembra que os aminoácidos que comemos tinham acabado de chegar à célula? Pois é, agora vamos supor que o RNAm passará as seguintes trincas de nucleotídeos sobre o ribossomo: UUA-GUU-AUA. O ribossomo, junto com o RNAt, lê a primeira trinca (UUA) e "convoca" do citoplasma o primeiro aminoácido: a leucina. Ao ler a segunda trinca (GUU), é chamado o aminoácido correspondente a esse código (valina) para se ligar ao primeiro, formando, assim, uma cadeia polipeptídica. Por fim, o último códon (AUA) se refere à isoleucina. Temos aí, portanto, uma proteína sendo formada por BCAAs. Duas considerações muito importantes: um aminoácido pode corresponder a mais de um códon (no caso da serina, arginina e leucina, são 6 trincas para cada uma) e também devemos lembrar que uma proteína (como a actina) é grande, e esses aminoácidos são apenas um percentual mínimo de toda a sua estrutura que vai ser formada. Essa síntese, como a formação de um colar em que cada pérola é ligada uma a uma, vai acontecer até que o ribossomo leia uma sequência específica de nucleotídeos e outros sinais que indiquem o *stop* disso, por exemplo, o códon de terminação, que pode ter as seguintes sequência de nucleotídeos: UAA, UAG ou UGA. Uma vez que a proteína é formada, poderá ou não ser degradada por proteossomos, que são enzimas que promovem a proteólise, caso tenha ocorrido alguma falha no desenvolvimento da estrutura proteica (Alberts et al., 2011; Lodish et al., 2005).

Algumas proteínas, ao final da síntese, são destinadas a alguma organela (por exemplo, mitocôndria), caso permaneçam ainda pelo citosol, há uma sequência sinal (sequência específica de aminoácidos) que as direcionará para o destino. Já as proteínas solúveis, ou destinadas à secreção, são produzidas rente ao retículo endoplasmático e, conforme a cadeia vai crescendo, elas penetram pelos poros dessa organela, sendo então glicosiladas, embaladas e enviadas para o aparelho de Golgi. Lá, depois de várias modificações, são exocitadas e retiradas da célula, com segurança, dentro de uma bola (isso ocorre com proteínas que devem deixar a célula sem sofrerem alterações do ambiente celular, por exemplo, a insulina) (Alberts et al., 2011).

Agora, para concluir a bela viagem, imaginemos a actina (ou a miosina) sendo sintetizada. Lembre-se de que tudo começa no DNA e que o sítio de ligação (receptor) de um esteroide, como a testosterona, é no DNA. Pense em quão poderosa é a testosterona para desencadear toda aquela reação de síntese proteica que foi explicada anteriormente. A testosterona está lá, próxima do sítio do DNA, onde há uma sequência de nucleo-tídeos que correspondem à síntese de actina. Vamos conside-rar que você começou a praticar musculação. Por isso, houve um fator externo que solicitou que seu corpo deveria produzir mais testosterona. Esta, por sua vez, chegou à célula e achou seu receptor nuclear. O receptor nuclear, então, ativou o gene de produção de proteína celular, ou seja, chamou a RNA polime-rase para fazer um RNAm de actina.

Começa, então, a síntese de actina no citosol e todos os aminoácidos são recrutados nesse momento. É hora de construir a fortaleza! Aparece, durante a síntese no ribossomo, a sequência de um aminoácido chamado leucina. Esse aminoácido acaba de chegar à célula, pois você comeu há algumas horas um delicioso peito de frango. A leucina é incorporada a outros aminoácidos para formar uma proteína nova, e pronto! Esse aminoácido já não é mais do frango. Agora ele faz parte de você. Microscopi-camente, ele *é* você. Rompendo qualquer separação entre você e o outro, em uma cascata de reações nas quais nossos átomos também um dia formarão outras coisas, você tem um novo "eu" sendo formado em resposta ao treinamento.

O treinamento, a dieta e o descanso fizeram que o aminoácido que estava no seu alimento fosse parar exatamente onde você queria: no músculo!

Agora, imagine que tudo isso que escrevi e mais um milhão de coisas que ainda não conheço aconteceram enquanto você simplesmente dormia após um delicioso jantar. Isso não é magnífico?

1.2 A dança dos lipídios

Derivada etimologicamente do grego *lipos*, a palavra lipídio quer dizer "gordura". Nem toda gordura que ingerimos virará gordura em nosso corpo. Tampouco aproveitamos sempre as 9 cal/g que elas nos oferecem. Entre os macronutrientes, a gordura é o que mais dança em nosso corpo. Ela se separa em nosso trato gastrintestinal e se une novamente, separando-se depois nos adipócitos, em uma eterna dança de condensação/hidrólise (ou lipólise).

As gorduras, por mais hidrofóbicas que sejam, exigem água em algumas reações. Já em outras, ao perdermos gordura, também perdemos água. As gorduras cumprem outras funções que não a energética: sinalizam a morte celular programada (apoptose), promovem saciedade, servem de veículo para vitaminas lipossolúveis, são protetores cardíacos etc.

1.2.1 Estrutura bioquímica das gorduras

Assim como as proteínas e os carboidratos, as gorduras também são formadas por carbonos, oxigênio e hidrogênio. A grande diferença das gorduras para os carboidratos é que, enquanto os carboidratos seguem a métrica de dois hidrogênios para um oxigênio, as gorduras têm mais carbonos por molécula de oxigênio. Para formar gordura própria (endógena), o corpo sintetiza gordura no fígado, no tecido adiposo e nas glândulas mamárias. Entre os lipídios, há os triacilgliceróis (ou triglicerídeos), que são formados por três ácidos graxos e um glicerol na mitocôndria, no retículo endoplasmático ou nos peroxissomos (Waitzberg, 2009).

Os lipídios podem ser classificados como:

- *Simples*: conhecidos também como *gorduras neutras*, são basicamente os triacilgliceróis (formados pela estrutura de 3 ácidos graxos + 1 glicerol). Constituem a principal forma de armazenamento de gordura nos adipócitos, podendo ser saturados (ter apenas ligações simples) ou insaturados (apresentar ligações duplas).
- *Compostos*: são basicamente os triacilgliceróis ligados a outras moléculas, como os fosfolipídios, que compõem a membrana celular, as lipoproteínas etc.
- *Derivados*: por exemplo, o colesterol, molécula que se agrega na cabeça fosfatada da bicamada lipídica e influencia em sua maleabilidade.

1.2.2 Digestão das gorduras

Os lipídios chegam praticamente intactos ao estômago, diferentemente dos carboidratos, que já sofrem alguma pré--digestão pela amilase salivar. A lipase lingual (secretada pela glândula serosa, situada embaixo da língua) e a lipase gástrica (secretada pelas células principais do estômago) iniciam a digestão de ácidos graxos de cadeia curta e média, formando diglicerídeos, colesterol e fosfolipídios. No entanto, em crianças e adolescentes, parece existir atividade maior dessas enzimas, ao passo que, em adultos, parece haver atividade reduzida e a digestão dos lipídios ocorre de uma maneira diferente, conforme veremos a seguir.

A chegada de lipídios ao intestino serve de estímulo fisiológico para que, no duodeno, o fígado secrete bile, que promoverá a emulsificação da gordura, atuando na decomposição dela em gotículas. Essa emulsificação não representa digestão, pois, na gordura, os ácidos graxos e o glicerol (dos triglicerídeos) ainda encontram-se ligados (não há hidrólise). Esse processo de emulsificação em gotículas menores facilita a digestão da gordura, por aumentar a sua área de superfície. Por meio da lipase pancreática (auxiliada pela colipase), dois dos três ácidos graxos dos triglicerídeos são removidos, sobrando monoglicerídeos e ácidos graxos livres (Fox, 2007).

Uma vez que esses subprodutos são formados, eles serão absorvidos pela mucosa intestinal. Entretanto, há uma peculiaridade na digestão das gorduras: os triglicerídeos são reconstituídos no interior das células epiteliais e são combinados com proteínas, formando os quilomícrons, que serão posteriormente secretados para o interior dos capilares linfáticos (lácteos centrais). Os lipídios cumprirão a sua rota pelo sistema linfático até chegarem ao sangue venoso através do duto torácico (diferentemente dos aminoácidos e das proteínas, que entram por meio da veia porta). Na circulação, os quilomícrons são cindidos em ácidos graxos e glicerol pela lipase lipoproteica situada no endotélio dos vasos sanguíneos, tornando-os utilizáveis pelas células do organismo (Guyton e Hall, 2006).

1.2.3 Desenvolvimento do tecido adiposo

O tecido adiposo pode ser classificado em: tecido adiposo branco e tecido adiposo marrom. O primeiro é composto também de proteínas e água, e sua cor amarelada é conferida pelo caroteno. Já o tecido adiposo marrom tem sua predominância na infância e tem essa coloração em razão da sua vascularização (Guyton e Hall, 2006). Embora estudos ainda toquem superficialmente na ideia de que há hiperplasia (aumento do número de células) no tecido muscular, a hiperplasia no tecido adiposo parece já estar bem clara. Fato é que se acreditava na ocorrência da hiperplasia adiposa somente na infância e na adolescência, atualmente, porém, considera-se que, caso o adipócito atinja seu tamanho limite (que pode evoluir em até 1.000 vezes seu tamanho normal), mesmo na idade adulta, pode ocorrer hiperplasia adiposa (Mahan e Escott-Stump, 2005).

1.2.4 Queimando gordura (lipólise)

Lipólise é o termo que se refere à hidrólise dos triacilgli-ceróis do tecido adiposo, o que não significa verdadeiramente se livrar das gorduras corporais. É importante saber que lipólise é uma coisa, e oxidação de gordura é outra. Lipólise é o momento em que a célula "*solta*" gordura para o sangue, para os tecidos. Oxidação de gordura é o momento em que a célula (mais precisamente a mitocôndria) *capta* a glicose e a oxida dentro de um intricado conjunto de reações biomoleculares. Vamos entender agora a trajetória complicada dos lipídios.

Já vimos até aqui os mecanismos que fizeram que a gordura ingerida fosse parar como gotícula no tecido adiposo. O caminho para a retirada da gordura do tecido adiposo é tão complexo quanto a entrada, mas vamos falar aqui apenas das reações principais.

Primeiramente, para que os ácidos graxos sejam liberados para a circulação sistêmica e sejam utilizados como fonte de energia nos tecidos, deve ocorrer a hiperestimulação de uma enzima chamada lipase hormônio sensível (LHS) que é encontrada, sobretudo, nos adipócitos. A LHS é uma proteína formada por 775 aminoácidos, sendo a principal enzima envolvida na lipólise. Embora a LHS responda a estímulos pelos glicocorticoides, glucagon e GH, as principais substâncias que regulam sua atividade (em virtude da afinidade com os receptores das células adiposas) são a insulina (que a inibe) e as catecolaminas (que a ativa) (Curi et al., 2002).

Uma vez que o receptor é estimulado na célula adiposa, ocorre aumento intracelular de AMP cíclico (um segundo mensageiro que é degradado com a ligação da insulina ao tecido adiposo, e, portanto, bloqueia a lipólise), que vai ativar uma proteinoquinase-A, que, por sua vez, vai fosforilar a LHS, deixando-a ativa. A LHS vai formar um complexo lipolítico com a proteína ligante de lipídios de adipócitos (ALBP) e esse complexo vai agir promovendo a hidrólise dos triacilgliceróis em ácidos graxos e glicerol. Ambos serão entregues para a circulação e, com a ação da albumina, serão entregues aos tecidos-alvo, de modo que o glicerol no fígado e no rim poderá servir de substrato para a neoglicogênese; e os ácidos graxos no fígado receberão um ATP e uma Coenzima-A, formando uma molécula de acetil-CoA (Figura 1.3). Essa molécula pode ser útil no Ciclo de Krebs, pode formar lipoproteína de muito baixa densidade (VLDL) ou novos triglicerídeos, dependendo do metabolismo e do estado nutricional do indivíduo (Curi et al., 2002). Veja que é muito importante o que estou falando: a insulina inibe a lipólise. Estimular a insulina (seja com o inofensivo pãozinho de 5, 7 ou 12 grãos, ou a nossa "saudável" barrinha de cereais) a cada 3 horas (conforme as pessoas são estimuladas a fazer) é o mesmo que bloquear a queima de gordura a cada 3 horas. Vou falar isso mais adiante, mas já gostaria que o leitor refletisse a respeito disso.

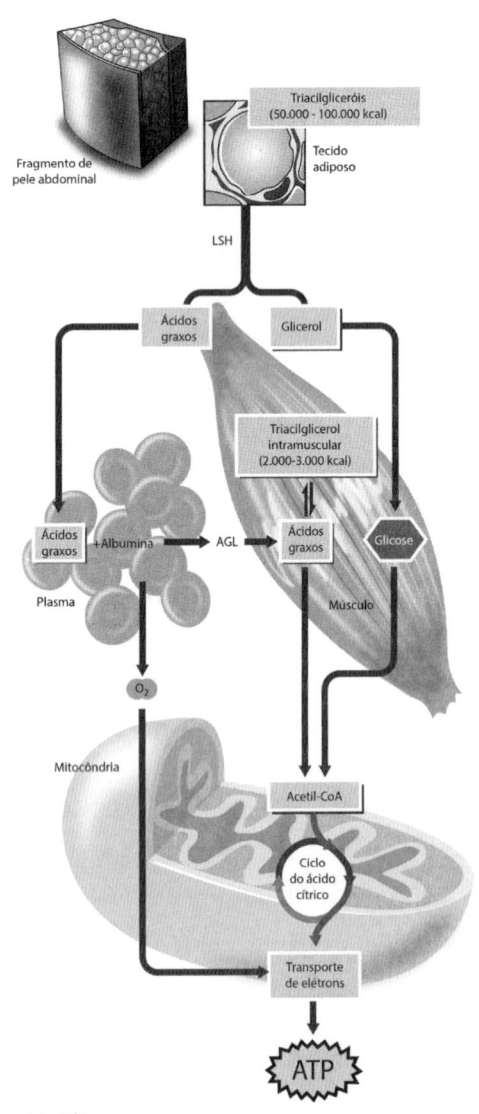

FIGURA 1.3 – Lipólise.
Fonte: Katch, Katch e McArdle (2008).

1.2.5 Ácidos graxos (realmente) essenciais

Atualmente, há um alarde gigantesco sobre a ingestão de ômegas na dieta. A nomenclatura *alfa* indica o primeiro carbono adjacente ao grupo carboxila do ácido graxo; *beta* indica o segundo; e *ômega*, o último. No caso do ômega-3, ele está a 3 carbonos do grupamento metilterminal dessa cadeia, no ômega-9 está a nove carbonos do grupamento metil terminal, e assim por diante.

Ao que tudo indica, segundo Mahan e Escott-Stump (2005) e Curi et al. (2002), nós, seres humanos, nos desenvolvemos no período paleolítico (enquanto ainda éramos apenas nômades e não cultivávamos grãos) com uma dieta rica em ômega-3 que poderia ser de fontes vegetais (plantas ricas em ácido alfalinolênico – ALA) ou diretamente dos peixes. Nós, quando consumimos ômega-3 de origem vegetal, ainda temos de convertê-lo em ácido eicosapentaenoico (EPA) e ácido docosaexaenoico (DHA), alongando a cadeia de ALA. Todavia, o ômega-3 de origem animal já se encontra em sua forma bioativa (Mahan e Escott-Stump, 2005) e isso parece ser corroborado por Harris (1997), indicando que os ácidos graxos ômega-3 de origem animal (peixes) são mais eficazes na redução dos triglicerídeos que o ômega-3 das plantas.

Se pesquisarmos um pouco sobre a composição dos ácidos graxos dos alimentos que temos consumido, veremos que a dieta atual do ser humano parece pobre em ômega-3 e mais abundante em ômega-6, pois as gorduras animais e grãos, como milho, têm ômega-6.

A relação primária entre ômega-6 e ômega-3 da dieta do ser humano era de 1:1, e, atualmente, estima-se que pode chegar a 12:1. Essa quantidade de ômega-6 saturaria as enzimas que convertem ALA em DHA e EPA, impedindo mais ainda a ótima concentração de EPA e DHA no plasma (Mahan e Escott-Stump, 2005). Cabe aqui um conselho de nutricionista: da próxima vez que você for comprar suplementos de ômega-6, verifique se a sua dieta já não contém esse tipo de ácido graxo em excesso. Digo isso porque, depois de coletar o recordatório alimentar do paciente, já percebo o desbalanceamento de ácidos graxos e os dois que preconizo são ômega-3 e ômega-9, pois nossa dieta ocidental já está nos fornecendo o ômega-6 de que necessitamos (geralmente, o ingerimos em excesso).

Outro ácido graxo essencial, presente em fontes vegetais, é o ácido oleico (ômega-9), presente no amendoim, óleo de canola, azeite de oliva. Especificamente, o azeite de oliva parece ter implicações relevantes na produção de óxido nítrico (Mahan e Escott-Stump, 2005), normalização de lipoproteínas séricas, melhora no quadro de diabetes (Garg et al., 1988) e nas respostas inflamatórias, combatendo (por ser rico em alfatocoferol – vitamina E) a peroxidação lipídica (Waitzberg, 2009).

Contudo, é preciso ponderar que, mesmo com todos os benefícios no metabolismo humano, o consumo excessivo de um tipo de ácido graxo desregula as enzimas envolvidas no metabolismo dos outros ácidos graxos (que estão interligados enzimaticamente). Pode, também, haver toxicidade se a ingestão de ácidos graxos essenciais ultrapassar 15% do volume energético total (VET), de modo que a sua carência (seja por negligência no fornecimento dietético, síndrome de má absorção intestinal etc.) promoveria danos na integridade da membrana celular, aumento da agregação plaquetária, anemia, retardo na cicatrização, sintomas neurológicos, retardo do crescimento, diminuição da capacidade de aprendizado etc. (Waitzberg, 2009).

Dessa forma, é preciso estabelecer quantidades saudáveis (sem excesso e sem carência) da ingestão de ácidos graxos essenciais, cuja distribuição aceitável seria da seguinte maneira:

- Ômega-6: 1% a 2% do VET.
- Ômega-3: 0,5% do VET.

1.3 Carboidrato: o nutriente coringa

Carboidrato, que macronutriente malcompreendido tu és! Quantas injustiças as pessoas cometem exacerbando opiniões sem sequer debruçar-se com carinho nos livros de bioquímica básica. Alguns acham que a solução para ganhar massa magra sem gordura é zerar os carboidratos. Outros acham que, de fato, devemos deixar o percentual de carboidratos alto na dieta (até 70% do VET) e a gordura dietética baixa para que se reduza o percentual de gordura. Há ainda os que acham que "carboidratos demais engordam". O que fazer? Quão interminável pode se tornar tal debate!

1.3.1 Estrutura bioquímica dos carboidratos

Os carboidratos recebem essa nomenclatura porque são "carbonos hidratados", isto é, de maneira geral, obedecem à proporção de um carbono para uma molécula de água (CH_2O). Estruturalmente falando, podem ser considerados simples ou complexos. Os carboidratos simples compreendem os monossacarídeos e os dissacarídeos. Os carboidratos complexos compreendem os oligossacarídeos e os polissacarídeos. Leia as descrições mais detalhadas a seguir:

- *Monossacarídeos*: apresentam de três a sete átomos de carbono e incluem a glicose, a frutose e a galactose.
- *Dissacarídeos*: são combinações entre monossacarídeos, por exemplo, a lactose (galactose + glicose), a sacarose (glicose + frutose) e maltose (glicose + glicose).
- *Oligossacarídeos*: geralmente são encontrados em leguminosas (por exemplo, estaquiose, verbascose e rafinose). Não temos enzimas digestórias que atuem sobre eles, o que faz que esse tipo de carboidrato promova desconforto gástrico e flatulência.
- *Polissacarídeos*: são carboidratos que formam longas cadeias, isto é, apresentam várias moléculas de monossacarídeos unidas por ligações glicosídicas. Caso uma molécula de polissacarídeo seja composta por apenas um tipo de monossacarídeo, estamos falando de um homopolissacarídeo; se tiver mais de um tipo de monossacarídeos ligados entre si, estamos falando de um

heteropolissacarídeo. De maneira geral, os polissacarídeos seguem a primeira classe (homopolissacarídeos), caso do glicogênio, do amido e da celulose.

1.3.2 Digestão de carboidratos

Assim como não absorvemos proteínas diretamente, não absorvemos carboidratos de imediato, mas monossacarídeos, que são a sua menor parte. O processo digestório é, portanto, a primeira etapa para que a célula se alimente de glicose. Dificilmente iremos encontrar na natureza monossacarídeos soltos, avulsos. Nosso trato digestório apresenta uma logística enzimática/digestória para cada macronutriente como já pudemos ver com as proteínas e os lipídios. Com os carboidratos, não é diferente.

Inicia na saliva com a enzima amilase salivar, também chamada de ptialina, que continua a digestão dos polissacarídeos no estômago em razão do curto período que o alimento permanece na boca. No estômago, entretanto, a diminuição do pH (aumento na acidez) desativa essa enzima e ativa as enzimas pertinentes à digestão proteica (conforme vimos anteriormente).

Temos no estômago, desprezando os outros alimentos da refeição ingerida, o amido parcialmente digerido, gerando dextrinas, maltose e polissacarídeos de cadeia curta. A digestão completa dos carboidratos (exceto mono e dissacarídeos) só ocorrerá no intestino delgado com a ação da amilase pancreática, formando maltose (dissacarídeo) e glicose. Posteriormente, ainda no intestino delgado, as dissacaridases presentes nas microvilosidades intestinais irão se encarregar de finalizar a

conversão dos dissacarídeos em monossacarídeos. As dissacaridases recebem o nome relativo ao açúcar que elas irão digerir
(a lactase irá digerir a lactose, a sacarase irá digerir a sacarose, e
a maltase irá formar duas glicoses a partir da maltose). A Figura
1.4 ilustra claramente esse processo.

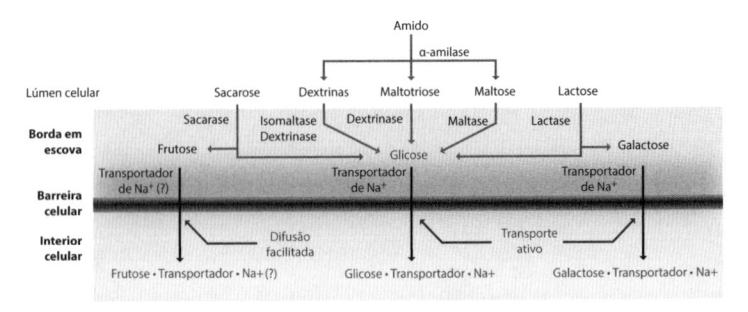

Figura 1.4 – Digestão e absorção dos carboidratos.
Fonte: Mahan e Escott-Stump (2005).

1.3.3 Distribuição celular

Para clarear questões do tipo "Comer mais que um tipo
de carboidrato em uma refeição engorda?" ou "Carboidratos de
menor índice glicêmico tendem menos a se converter em gordura?", ou, ainda (a pior de todas), "Carboidrato complexo é
mais saudável que carboidrato simples?", reflitamos sobre as etapas do metabolismo da glicose. Sabendo que não interessa qual
o tipo do carboidrato que você ingeriu na sua última refeição, se
foi açúcar refinado ou farelo de aveia (lembrando que estou desprezando a funcionalidade de cada alimento), as células intestinais
só têm transportadores de monossacarídeos (galactose, glicose ou

frutose). Portanto, esta máxima deve ficar clara: qualquer carboidrato com caloria que você coma (uso esse termo para separá-los das fibras), em última análise, terá de apresentar-se como glicose, frutose ou galactose ao intestino, do contrário, não será absorvido. Ou seja, no final, os alimentos que são fontes de carboidratos terão só uma via: virar dissacarídeos para serem absorvidos como monossacarídeos nas microvilosidades intestinais.

Cada monossacarídeo citado possui seu transportador específico nas microvilosidades intestinais. Os transportadores de glicose e galactose, por exemplo, são sódio-dependentes (o carregador precisa da molécula de sódio para transportar a glicose) e gera gasto de ATP (sim, gastamos energia para fazer energia entrar em nosso organismo). Esses carregadores são chamados de SGLT1. Já o transporte da frutose é mediado pelo transportador Glut-5, e ocorre sem gasto de ATP (que precisa igualmente de sódio), mas tanto frutose quanto glicose são "levadas" para o sangue pelo Glut-2 (Gropper et al., 2011).

Na próxima etapa, com os monossacarídeos já liberados na corrente sanguínea, o primeiro local para onde eles irão será o fígado, e lá haverá a metabolização hepática dos açúcares. Como as nossas células são especializadas em utilizar a glicose como substrato, a frutose e a galactose, ao serem absorvidas pelas células hepáticas, ao longo de uma cascata de reações, serão transformadas em derivados de glicose e, então, cumprirão a mesma via: glicogênio hepático. Quando a glicose em si chega ao fígado (pela ingestão de amidos, açúcar etc.), ela é "aprisionada" na célula hepática (recebe um fosfato no carbono 6 e isso a mantém "presa"). Isso acontece na célula muscular também (exceto no hepatócito, que é uma reação reversível). Mais adiante, veremos detalhadamente quais as vias que uma molécula de glicose pode tomar. O que realmente vai ditar se a glicose ingerida na forma de carboidratos vai virar gordura ou não, é, em última análise, a manipulação dos estoques de glicogênio!

1.3.4 Aproveitamento celular

Cada dia que passa, tenho mais certeza de que algo que explica qualquer evento decorrente da dieta, seja qual for o "vetor" dessa dieta, ou seja, o que a sua célula vai fazer com os carboidratos, depende do nível intramuscular e hepático de glicogênio. Por isso, para muitos atletas, a minha prescrição dietética se foca fundamentalmente na síntese de glicogênio e na capacidade que cada um tem de sintetizar esse polissacarídeo intramuscular (levando em conta idade, sexo, etnia, nível de exercício físico, perfil hormonal etc.). Com base em um pouco de prática, creio que se eu estivesse completamente enganado, os grandes *dayoffs* que estimulo meus clientes a terem iriam aumentar o seu percentual de gordura (e não diminuir, como acontece). O pior de tudo é que o que estou falando, para quem é do meio, não é nenhuma novidade. Quem já leu algo do ex-atleta Mauro Di Pasquale sabe disso (Di Pasquale, 2006). Os carboidratos fornecem substrato (esqueleto carbônico) para a síntese de aminoácidos não essenciais (como no ciclo alanina-glicose) que, dependendo do aporte calórico do indivíduo, podem ser convertidos em triglicerídeos intramusculares ou tecido adiposo. Isso é uma informação muito importante.

Se os carboidratos pertencessem a um jogo de baralho, seriam como os coringas. São paus para toda obra. Enquanto não entendermos de verdade o metabolismo dos carboidratos, iremos navegar pelas ondas do achismo. Vamos achar que lactose engrossa a pele; que frutose (embora se comporte diferentemente no metabolismo) aumenta o percentual de gordura corporal; que comer carboidrato à noite engorda; que arroz integral é de índice glicêmico baixo; ou até que misturar mais de um carboidrato na refeição é prejudicial! Contudo, por favor: se você é pragmático e come arroz integral ou batata-doce de 4 a 5 vezes por dia achando que, assim, segura seu percentual de gordura (body fat – BF%), dependendo dos seus estoques de glicogênio, pode também estar fazendo o certo. No final, vai dar na mesma, pois somente glicose é que sua célula sabe "ler".

A insulina promove lipogênese (não que ela engorde como alguns acham, e veremos depois que se ela promove lipogênese em um momento celular, a ausência dela poderá promover lipólise) e, na verdade, ela aumenta o influxo de todos os macronutrientes do meio intersticial para o meio intracelular (Guyton e Hall, 2006). Não há mais discussão nessa área. Portanto, se catecolaminas, glucagon e cortisol "giram" a maquinaria celular no sentido célula-sangue, a insulina faz tudo ir no sentido sangue-célula. Simples assim! Em outras palavras, se você faz uma refeição apenas com carboidrato e proteína (sem gordura), achando que, se ingerisse carboidrato com gordura, a insulina secretada por estímulo dos carboidratos "colocaria" a gordura para dentro da célula, você está enganado. Afinal, *já existe gordura circulante no seu sangue* pela demanda do seu metabolismo basal naturalmente, e a insulina vai, de modo obrigatório (e eu diria, temporariamente), realocá-la dentro de alguma célula até que seus níveis voltem aos níveis de período pós-absortivo. Isso ocorre com todos os macronutrientes, seja ácido graxo não esterificado (AGNE), aminoácido ou monossacarídeo. Cabe considerar também que nada assegura que a célula vai obrigatoriamente utilizar aquele macronutriente com a mesma finalidade com que este foi ingerido.

Aumentar o influxo intracelular de nutrientes não garante sua completa utilização, pois a nutrição só atinge a meta quando a célula utiliza o macronutriente, não é óbvio? Ao compreender isso, no momento em que você quer algo dentro da célula (para síntese), estimule a insulina, e no momento em que você quer algo saindo da célula, *não* estimule a insulina. Entretanto, o que vai dar o vetor da sua transformação corporal e física (engordar, emagrecer) será a via metabólica que tem predominado no seu corpo (por exemplo, mais estímulos catabólicos do que anabólicos). Vamos ver isso com mais detalhes.

O que vai ditar primariamente a rota metabólica é o volume energético total (VET = calorias totais). Você pode promover um influxo acentuado de aminoácidos em um determinado momento, porém, se o efluxo (no contraturno, ou seja, nos momentos distantes do treino, por exemplo, por causa de uma dieta restritiva) for maior que o influxo no final do dia, logo, há um saldo negativo. Assim, haverá catabolismo (de gorduras, de proteínas, de glicogênio). Não podemos também cair em uma espécie de "niilismo nutricional", como acontece com muitos seguidores de dietas cetogênicas.

Embora, ao longo dos anos, o conceito de calorias tenha sido distorcido, elas interferem, sim, na direção em que seu metabolismo vai responder. Pessoas que seguem uma dieta altamente gordurosa e proteica, além de muitos benefícios, costumam demonstrar certa "vantagem metabólica", pois podem comer um pouco mais de calorias sem engordar. Isso é fato e já temos estudos de meta-análise suficientes para mostrar (sem contar que, na prática, isso é muito perceptível). No entanto, essa vantagem metabólica não é infinita. Quem tiver interesse, procure pelo experimento do Sam Feltham (Smash the fat, 2011). Em linhas gerais, ele comeu todos os dias, 5.000 calorias em dieta *high-carbs*, por um período de 21 dias, e passou outros 21 dias comendo 5.000 calorias diárias em dieta *high-fat*. Com 21 dias de alto carboidrato, ele subiu 7,1 kg, e, nos 21 dias de alta ingestão de gordura, pasmem, aumentou apenas 1,3 kg de peso corporal. Perceba como o metabolismo responde de maneiras diferentes, e os dois extremos de que "caloria é tudo/ caloria não importa" ou "calorias não importam, coma a vontade" são o que chamo de "niilismo nutricional". Nunca é demais lembrar: a individualidade do paciente deve ser respeitada desde seu paladar até fatores psicológicos, sociais etc.

Esse último parágrafo, se bem compreendido, torna as coisas mais claras. Vamos temperar com um pouco de vida real mais uma vez, certo? Imagine que você fez tudo corretamente: consumiu carboidratos de alto índice glicêmico, proteínas de alto índice insulinêmico após o treino e, portanto, tudo que estiver no sangue terá um influxo facilitado para dentro da célula. Entretanto, no contraturno, você negligenciou sua ingestão de carboidratos, proteínas e gorduras, acarretando em *deficit* macronutricional. Por questões de sobrevivência, isso ativa hormônios responsáveis pela liberação da energia oriunda de reações endógenas.

Para mim, está bem claro que existem duas linhas principais de nutricionistas:

- Aqueles que resumem tudo ao VET, ou seja, aplicam a clássica distribuição 50% a 60% de carboidrato, 15% a 20% de proteína e 25% a 30% de gordura, e só reduzem essas proporções a mil calorias para o indivíduo emagrecer ou sobem para 4,5 a 6 mil calorias para o indivíduo ganhar peso.
- Há, ainda, outra linha que diz que calorias não importam. Os seguidores de Atkins costumam dizer isso. Os seguidores de algumas linhas dietéticas também acham isso, dando importância demais aos impactos hormonais dos alimentos e menosprezando a ideia de um VET.

Mas, como um amigo me falou: "Entre 8 e 80, existem 72 possibilidades".

CAPÍTULO 2

A MANIPULAÇÃO DO GLICOGÊNIO

2.1 O que é glicogênio?

Algo que atrai água para a célula muscular. A energia de reserva perfeita que age a curto, médio e longo prazo. Ocupa entre 0,7% e 1% da célula muscular e 4% do peso do fígado. É preciso que nós, profissionais, conheçamos melhor o glicogênio, pois seu estoque, uma vez cheio (repletado) ou não (depletado), pode ser um importante direcionador metabólico, isto é, se nossos aminoácidos serão utilizados para síntese de proteínas, se nosso carboidrato não virará gordura, e se a nossa gordura terá "chance" de ser queimada, dependerá de uma correta manipulação do glicogênio. Em outras palavras: *o glicogênio é que vai permitir que cada macronutriente siga (ou não) sua rota metabólica natural.* Os *bodybuilders* dão mais importância para ele do que os nutricionistas e educadores físicos. Sinceramente, algo não está merecendo a devida importância para os profissionais da área.

2.1.1 Glicogênese

O glicogênio é um polissacarídeo. Uma estrutura composta por várias moléculas de glicose (Figura 2.1) que se aloja na célula para lhe fornecer energia e para que ela não se rompa por um desequilíbrio osmótico (se as moléculas de glicose que existem em uma ramificação de glicogênio estivessem "soltas" na célula, isso aconteceria). Se a célula hepática consegue defosforilar a glicose que é fosfatada para ser utilizada e "aprisionada" na célula para fornecer energia, isso não ocorre na célula muscular. Assim, o glicogênio hepático e o muscular cumprem funções diferentes. Na célula muscular, o glicogênio fornece energia para o trabalho muscular local, e na célula hepática, ele, por apresentar a capacidade de conversão de glicose 6-fosfato em glicose, tem a função de manter os níveis glicêmicos séricos normais para prover glicose para os tecidos (por exemplo, em situações de jejum e exercício). Temos glicogênio atuando constantemente na manutenção da glicose sanguínea, exceto quando a insulina é secretada nos períodos de refeições. Em outras palavras, mantemos boa parte da energia corporal basal com o glicogênio.

Torna-se imperativo separar esses dois comportamentos celulares (da célula hepática e da célula muscular), para didaticamente dividir o que, de fato, ocorre com o glicogênio na célula.

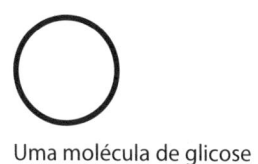

Uma molécula de glicose

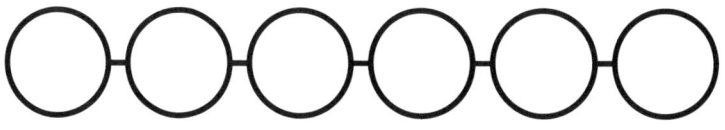

Glicogênio (várias moléculas de glicose interligadas)

FIGURA 2.1 – Ilustração simplificada do glicogênio.

Glicogênio hepático

Na célula hepática, hormônios como GH, glucagon e adrenalina promovem a glicogenólise, isto é, a hidrólise do glicogênio. Por sua vez, o glicogênio é uma molécula que funciona como mensageiro fisiológico, comunicando a célula de que há necessidade de glicose para o sangue. Embora a gordura disponha de mais energia por grama, a glicose dispõe mais rapidamente energia (Tirapegui, 2012). O glicogênio hepático tem como função a manutenção da glicose sanguínea no período pós-absortivo e nos períodos iniciais do jejum. Pode ser depletado entre 12 e 24 horas de jejum e compõe aproximadamente 10% do peso líquido do fígado (Waitzberg, 2009).

Glicogênio muscular

Na célula muscular, o glicogênio atua como um "abastecedor de glicose intramuscular", ou seja, fornece energia para a contração muscular. Fora isso, parece não ter outra função, pois, como veremos adiante, a célula muscular não pode liberar glicose para a corrente sanguínea.

Contudo, como temos mais peso muscular do que hepático no nosso corpo, a musculatura é a grande "esponja" de captação de glicose, e quanto mais músculos, mais glicogênio podemos reter na célula muscular. Quanto mais treinada e condicionada a musculatura, mais glicogênio sintetizaremos. Agora quero que você construa o seguinte pensamento: nos ensinaram que a massa muscular requer energia para sua manutenção e que quanto maior a massa muscular do indivíduo, maior a taxa metabólica basal. Isolando apenas a glicose (para não falar dos processos que envolvem os outros macronutrientes), quanto mais músculos, mais glicogênio reteremos, não é a mesma coisa? Portanto, quanto mais músculo, mais glicogênio.

Glicogênio = glicose = quanto mais músculos, menos glicose para virar gordura!

Por isso que digo: na maioria das vezes, essa briga entre calorias e gramas é desnecessária, pois são nomenclaturas diferentes para a mesma coisa.

2.1.2 Glicogenólise

A hidrólise (quebra) do glicogênio é chamada de glicogenólise. O processo de glicogenólise começa com a ação da
enzima fosforilase. Tal enzima, que se encontra na sua forma inativa, é ativada por mensageiros (hormônios novamente "man-
dando na festa") que são liberados na circulação e atuam na sua
célula-alvo, promovendo a quebra de glicogênio para fornecer glicose. Os hormônios em questão (glucagon, adrenalina)
agem na célula-alvo, fosforilando a enzima fosforilase por meio
do sistema de segundos mensageiros via AMP cíclico (AMPc).
Tais hormônios também inativam a enzima glicogênio sintetase, evitando qualquer síntese de glicogênio (lembramos que
a adrenalina, por exemplo, é secretada em situações de estresse e
fuga, quando realmente precisamos de glicose no sangue e nos
músculos, liberando, dessa forma, as moléculas de glicose do
glicogênio).

O glicogênio, com a ação da fosforilase, é convertido em
glicose 1-fosfato (Figura 2.2) que, posteriormente, se converterá
em glicose 6-fosfato e, por meio da enzima fosfatase (que só
existe no fígado), vai ser liberada como glicose no sangue. Veja
como a natureza é perfeita: quando nos alimentamos, parte do
carboidrato é estocada na forma de glicogênio (caso os estoques
de glicogênio de seu organismo já estejam cheios, há conversão em gordura), e quando estamos um certo tempo sem nos
alimentarmos, de forma gradativa, os hormônios envolvidos
na conversão de glicogênio em glicose 6-fosfato se elevam e
temos o fornecimento constante de glicose para os músculos

e para o sangue. É tão simples e tão perfeito que isso descreve, em resumo, o mecanismo de sobrevivência do ser humano. Armazena quando pode, e quando não tem, vai para o "tudo ou nada", havendo catabolismo. E, do ponto de vista bioquímico, isso está diretamente ligado com as proteínas G triméricas receptoras da adrenalina (Alberts et. al., 2011). Algumas pessoas, no entanto, têm a *doença do armazenamento de glicogênio*, na qual há um defeito na enzima glicose 1,6-fosfatase, o que prejudica tanto a gliconeogênese quanto a glicogenólise. Tal doença pode promover frequente hipoglicemia (para a qual deve haver dieta especial) e hepatomegalia (Maham e Escott-Stump, 2005).

Um dado interessante para refletirmos: o aumento de ácidos graxos circulantes reduz a utilização de glicogênio muscular durante o exercício (Costill et al., 1977), e uma diminuição dos ácidos graxos circulantes aumenta a utilização de glicogênio muscular durante o exercício (Vukovich et al., 1993). Desse modo, podemos concluir que tanto o glicogênio quanto os ácidos graxos são fonte de energia mais ou menos no mesmo *timing*, e o metabolismo é interligado de uma maneira que nem imaginamos. Poderíamos utilizar a gordura como poupador de glicogênio? Sim, é isso que as pessoas obesas fazem e é exatamente o contrário que quero propor: aumente sua oxidação de glicogênio, consuma mais carboidratos e pare, de uma vez por todas, de achar que carboidratos engordam (não movimentar seus estoques de glicogênio é o que talvez tenha engordado você). Entretanto, se não ingerirmos carboidratos, como fica? O que acontece é que o organismo se adapta. Para pessoas que apresentam um limiar muito baixo de ingestão de carboidrato, ou seja, aquelas que engordam facilmente com carboidratos e são sedentárias, eu recomendaria até seguir uma dieta *low-carb*, visto que têm um baixo aproveitamento desse nutriente. No entanto, deixo claro que este livro não é para o público que precisa tratar sobrepeso ou obesidade. É um livro que pincela conceitos sobre glicogênio e algumas influências hormonais, bem como algumas manipulações dietéticas. Um livro que aborde simplesmente uma dieta "para emagrecer", e não para atletas ou praticantes crônicos de exercícios físicos, ainda está nos meus projetos e, com certeza, abordará mais a questão sobre uma rota alternativa na divisão dos macronutrientes (como estratégias de jejum etc.).

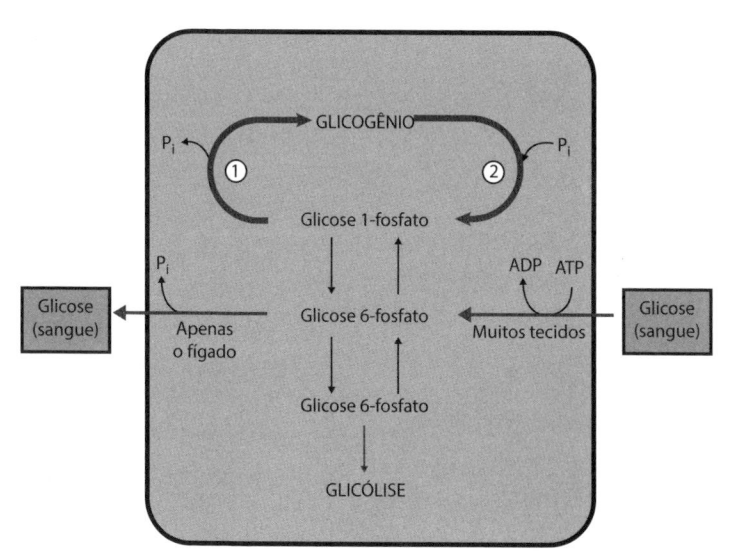

FIGURA 2.2 – Glicogênese e glicogenólise.
Fonte: Fox (2007).

2.1.3 Gliconeogênese

Uma vez detectado que os estoques de carboidratos se encontram abaixo do normal, nosso organismo poderá prover glicose a partir de moléculas não oriundas dos carboidratos, como esqueleto carbônico de aminoácidos e glicerol. Esse processo ocorre quando o corpo está sob influência de hormônios que fazem a maquinaria girar no sentido célula-sangue como a adrenalina, o cortisol e o glucagon (Mahan e Escott-Stump, 2005). No entanto, os aminoácidos apresentam configurações bioquímicas distintas e nem todos permitem esse tipo de processo fisiológico. Quando essa queda de glicose é percebida pela adeno-hipófise, acentua-se a secreção de corticotropina que, no córtex suprarrenal, irá estimular a secreção de glicocorticoides, sobretudo, do cortisol. Essa elevação do cortisol mobiliza praticamente todas as proteínas do nosso organismo, ocorrendo desaminação imediata no fígado (em alguns casos, os rins podem contribuir para esse processo também), e, dessa forma, o cortisol vai aumentar em número todas as enzimas necessárias para a conversão de aminoácidos em glicose (Guyton e Hall, 2006).

2.2 Hormônios e glicogênio

Nós, mamíferos, temos nosso metabolismo integrado e sincronizado ao sistema neuroendócrino, que faz que células nervosas se comuniquem com outras células através das fendas sinápticas, e as células endócrinas, por terem estruturas específicas e formarem glândulas também específicas, agem em um alcance maior, atingindo células distantes, não somente as circunvizinhas, com a liberação de hormônios na corrente sanguínea.

Sempre comparei as moléculas do nosso corpo com músicos em uma orquestra. No entanto, os maestros dessa orquestra são os hormônios. Existem hormônios que alteram a concentração do glicogênio de maneira direta e indireta, mas, acima de tudo, quando falamos nos hormônios relacionados com o glicogênio, temos aqueles que o depletam e os que o repletam. Os que o depletam fazem que as moléculas de glicose dele se "soltem" (é como se fossem arrancando cada pérola de um colar, uma a uma). Os que o repletam fazem o oposto, ou seja, são hormônios anabólicos que sintetizam (formam) glicogênio (é como se adicionassem as pérolas para formar o colar).

Saber manipular esses hormônios por meio da dieta consiste em alterar o metabolismo do glicogênio, portanto, alterar o gasto energético. Como mencionado anteriormente, o seu físico e o seu desempenho são o saldo final entre catabolismo e anabolismo. Se você quer que o anabolismo prevaleça, module seus hormônios anabólicos. Se você quer que o catabolismo prevaleça (*cutting*), faça o oposto. Na verdade, já estamos fazendo isso quando consumimos dextrose pós--treino ou cafeína antes do exercício aeróbio em jejum. Sobre alguns hormônios, eu tratarei em mais linhas que outros, justo porque alguns são influenciados apenas de modo alopático e cabe a nós, nutricionistas, influenciar ao máximo, aqueles que podemos, com a dieta.

Não quero deixar o leitor confuso, mas nem sempre é bom estar com o glicogênio alto. Aí você se pergunta: "Como assim? Se ele 'puxa água' (contribui para a volumização celular) e está diretamente relacionado com o desempenho esportivo, por que não deixá-lo em níveis altos?". Saber manipular os estoques de glicogênio é saber manipular seu emagrecimento, seu *cutting*, seu *bulking*, seu desempenho etc. Quem não se dá bem em dieta é aquele que depleta os estoques de glicogênio, estando com o percentual de gordura ainda elevado.

Sou um pouco reticente, também, com essa onda de ciclar carboidratos com dias de baixo, médio e alto carboidrato. Não que eu ache ineficaz, mas acaba sendo o mesmo que ter uma ingestão constante dentro do seu limiar de síntese de glicogênio. Explico: vamos supor que eu faça a seguinte abordagem dietética com meu cliente: no dia de alto carboidrato, 300 g por dia; no dia de médio carboidrato, 200 g por dia; e no dia de baixo carboidrato, 100 g por dia (são números fictícios). No entanto, o limiar de carboidratos dele é 200 g por dia (geralmente, o dia de médio carboidrato). Sendo assim, em 3 dias ele consumiu sua média (600 g em 3 dias = 200 g por dia) ou seja, não há nada mágico em ciclar carboidratos. E por que, às vezes, não dá certo? Porque o indivíduo provavelmente superestimou sua necessidade de carboidratos (seu limiar de síntese de glicogênio).

Acho que em casos bem específicos, para quebrar a homeostase ou para variar o cardápio e a dinâmica da dieta, pode ser válido, mas se você começar a dieta já com essa metodologia, poderá incorrer em erro, pois estará apenas "brincando" com seu glicogênio (depleta, repleta, depleta, repleta – tira água, puxa água, tira água, puxa água). Só que, cá entre nós, é muito bom comer bastante carboidrato quando se está com o glicogênio depletado, não é? Você vai do inferno para o nirvana em poucos minutos! Encontra-se em modo *stand by*, e, de repente, depois de muita pizza, sobremesa etc., você renasce! E o melhor de tudo: você tem certeza de que todo aquele excesso de carboidrato vai fazer algo no seu corpo, mas dificilmente será armazenado no seu tecido adiposo!

Quando falamos em hormônios, glicogênio e regulação neuroendócrina, é impossível não falar de regulação por meio de enzimas alostéricas (que são subordinadas aos hormônios). Elas são enzimas-chave no metabolismo e "aceleram" ou "freiam" reações. A regulação neuroendócrina é que faz a coisa toda ter harmonia. O glucagon, por exemplo, estimula a gliconeogênese hepática, mas suprime a glicólise, reduzindo a concentração de frutose 2,6-bifosfato, um modulador da fosfofrutoquinase (PFK). Dessa forma, ele faz o corpo produzir mais glicose do que consumir (Gropper, Smith e Groff, 2011). Também podemos citar o exemplo da glicogênio sintase, que é estimulada (por meio de defosforilação) pela insulina (ou seja, "se tem alimento entrando, vamos fazer uma reservinha"). Contudo, essa enzima é inibida (fosforilação) pela adrenalina ("estamos nos exercitando, não é hora de formar glicogênio, e sim quebrá-lo"). Como já dito, não quero "mastigar" muito a questão bioquímica hormonal, mas se faz necessário pincelar o básico para relembrarmos o papel de alguns hormônios, que podem influenciar depletando ou repletando os estoques de glicogênio.

2.2.1 Insulina

Os hormônios polipeptídicos têm como precursor um pró-hormônio de cadeia mais longa, que é seccionado para a formação do hormônio. Falando especificamente sobre a insulina, ela é um hormônio polipeptídico secretado pelas células-beta das ilhotas pancreáticas (Langerhans) e se encontra como uma molécula precursora do pró-hormônio, que é ainda maior que o pró-hormônio: a pré-pró-insulina (quando lemos na literatura pré-hormônios, em geral são moléculas precursoras de pró-hormônios). Um pró-hormônio sempre estará inativo e só terá ação quando sofrer modificações na célula-alvo (por exemplo, a tiroxina (T4) que se transforma em T3 nas células-alvo) (Fox, 2007).

Os mecanismos envolvidos na promoção do influxo de nutrientes para dentro das células através da insulina são complexos e ainda não foram muito bem elucidados. A insulina tem ação na célula, respeitando praticamente a logística de segundos mensageiros de que se utilizam outras substâncias que são os *fatores de crescimento*, como os IGFs.

A insulina não tem receptor intracelular, pois é hidrofílica, e a bicamada lipídica da membrana celular é anfipática, ou seja, no centro ela é hidrofóbica. Nesse aspecto, ela é anabólica, mas age diferentemente da testosterona, que tem seu receptor nuclear (isso não quer dizer que ela não esteja envolvida com a expressão gênica de alguma forma).

À insulina se liga um receptor-enzima, denominado tirosina-cinase. A terminologia "cinase" é designada para enzimas que adicionam fosfatos às proteínas. Um receptor tirosina-cinase adiciona fosfato a uma tirosina (aminoácido) de alguma proteína. Para não me ater muito na biologia molecular, conforme combinado, é apenas necessário que saibamos que quando a molécula de insulina se liga à sua célula-alvo (músculos, fígado, tecido adiposo), ocorre um processo de dimerização e autofosforilação desse tipo de receptor, de modo que ele promoverá uma cascata de reações, fosforilando outras proteínas dentro da célula (lembrando que foi um estímulo começado pelo receptor fora da célula) e essa cadeia de fosforilação e ativação vai promover a migração e o ancoramento de transportadores na camada citosólica da bicamada lipídica da membrana, que realizarão a difusão facilitada da glicose para dentro dos tecidos (Fox, 2007). Esses transportadores são denominados GLUTs.

A insulina, portanto, pode ter ação na expressão gênica, no metabolismo da glicose, dos aminoácidos e dos ácidos graxos, na síntese de glicogênio por meio da glicogênio sintase, crescimento celular e diferenciação celular (Gropper, Smith e Groff, 2011). Dessa forma, podemos concluir que estimular a insulina, para quem tem intuitos anabólicos, é extremamente necessário.

2.2.2 Testosterona

A testosterona é um hormônio esteroide e, como tal, tem em sua estrutura três anéis de seis carbonos, unidos a um anel de cinco carbonos, sendo sua molécula precursora do colesterol (Nelson e Cox, 2006). O estímulo para produção de testosterona pelo testículo tem seu início no hipotálamo, quando o *hormônio liberador da gonadotrofina* (GnRH), liberado de maneira pulsátil a cada 90 a 120 minutos, estimula a hipófise anterior a secretar o *hormônio luteinizante* (LH) (Griffin et al., 2010). O LH, uma vez liberado na corrente sanguínea, irá estimular a síntese e a secreção de testosterona pelas células de *Leydig*, que são células especializadas originadas de fibroblastos, localizadas no tecido intersticial entre os túbulos seminíferos (Couto et. al., 2010), que compõem cerca de 3% do peso total de cada testículo (Freyberger e Shladt, 2009).

Dentro dos vasos sanguíneos, a testosterona se fixa a proteínas séricas transportadoras, de modo que 60% da testosterona está ligada a globulinas fixadoras de hormônios sexuais (SHGB), 38% ligada à albumina e apenas 2% permanecem como hormônio "livre". Uma vez circulante, a testosterona pode ter dois destinos: difundir-se para os seus tecidos-alvos ou ser convertida em metabólitos inativos por enzimas hepáticas (Kaufman e Vermeulen, 2005).

A testosterona estimula a síntese de proteínas diretamente por meio de sua ligação com receptores nucleares, e, de forma indireta, ampliando a liberação do hormônio do crescimento (GH), promovendo também a síntese de outro modulador anabólico, a somatostatina ou fator de crescimento semelhante à insulina (IGF-1) pelo fígado. No músculo esquelético, a testosterona estimula a captação de nitrogênio além de potássio, magnésio, fósforo, sódio e enxofre, sendo também responsável pelo aumento da taxa metabólica basal. A testosterona exerce ainda importante papel na mineralização óssea, visto que ela aumenta a quantidade total da matriz óssea, causando maior retenção de cálcio (Sattler et al., 2009; Ginzburg et al., 2010).

À medida que a idade do indivíduo avança, a produção, bem como a biodisponibilidade desse hormônio, torna-se reduzida (Harman et al., 2001). Comumente, após os 30 anos de idade, os níveis de testosterona declinam aproximadamente 1% ao ano (Brawer, 2004), de forma que, se um homem adulto produz em média 6 mg a 7 mg de testosterona diários, após os 50 anos esse número se reduz quase pela metade, chegando a 4 mg por dia (Rhoades e Tanner, 1995).

Temos, em geral, uma vaga noção de que a testosterona está envolvida no metabolismo da proteína (por promover síntese de tecido muscular). No entanto, a testosterona é partícipe no metabolismo dos outros macronutrientes também (da glicose e, portanto, do glicogênio e dos lipídios). Relata a literatura que indivíduos com hipogonadismo masculino apresentam suscetibilidade a diabetes mellito tipo 2, dislipidemia, aumento de gordura visceral (Andrade Jr., Clapauch e Buksman, 2009; Bremner, Vitiello e Prinz, 1983). Os autores ainda relatam que homens diabéticos apresentam níveis de testosterona mais baixos que homens não diabéticos e, além disso, níveis de testosterona reduzidos podem favorecer um ambiente metabólico propício para o desenvolvimento do diabetes tipo 2 e da síndrome metabólica.

Não estou dizendo que, quanto mais testosterona seu corpo produzir, mais saudáveis serão seus indicadores como lipidograma, glicose em jejum etc. (porque o nutricionista, seja esportivo ou não, tem de saber administrar essas variáveis em seu cliente também). Nem estou afirmando que a testosterona sintética não possa trazer danos, verificados no lipidograma ou no metabolismo glicídico ou hepático, pois sabemos que quando a administração exógena de testosterona é realizada em doses suprafisiológicas e crônicas, os efeitos colaterais podem ser mais pronunciados, como aqueles já bem conhecidos e documentados por autoridades desportivas.

Muitos deles são decorrentes do abuso de esteroides pelos praticantes de atividade física, visando à melhora do desempenho e/ou estética. Tais doses, já bem elucidadas pelos veículos responsáveis pelo combate ao *dopping* no meio esportivo, podem ter efeitos como: diminuição da função testicular (com redução concomitante de esperma), ginecomastia (desenvolvimento de mamas, em virtude da conversão da testosterona em estrógeno pela enzima aromatase), disfunção hepática, carcinoma hepático, cirrose, hepatite, alterações comportamentais e de humor, efeitos deletérios sobre a massa da parede ventricular, lipídios sanguíneos e tolerância à glicose, constituindo, assim, um fator agravante para o risco de cardiopatias (Powers e Howley, 2005; Bompa e Cornacchia, 2000).

Conforme demonstra Herbst et al. (2003), alterações do perfil lipídico sérico, também podem ser observadas em usuários de esteroides sintéticos. Os esteroides influenciam a ação da enzima lipase hepática (HL), diminuindo as concentrações de lipoproteínas de alta densidade (HDL) circulantes e aumentando os níveis de lipoproteínas de baixa densidade (LDL), o que expõe o usuário a um maior risco de doenças cardiovasculares.

A administração de testosterona sintética, mesmo em doses fisiológicas, pode ainda levar ao aparecimento dos seguintes sintomas: ginecomastia (por causa da conversão da testosterona em estrógeno pela enzima aromatase), insônia, retenção hídrica e de sal, o que pode agravar quadros de arritmia cardíaca, hipertensão arterial e insuficiência renal (Martits e Costa, 2005; Liu et al., 2003).

Não quero confundir a cabeça do leitor, até porque a minha área não é a prescrição de hormônios sintéticos análogos à testosterona. O meu papel (e direcionei meu mestrado a isso) é encontrar maneiras naturais para elevar os níveis endógenos de testosterona, porém, em determinadas patologias (hipogonadismo e andropausa), o indivíduo terá de ser medicado. Os estudos nessa área são de grande utilidade para nós, que trabalhamos com metabolismo, para entendermos como é importante manter o paciente com níveis saudáveis desse hormônio, a fim de que toda a máquina metabólica funcione corretamente.

Em uma revisão de literatura, Kelly e Jones (2013) abordam mais minuciosamente os efeitos da testosterona (em níveis fisiológicos) no metabolismo dos macronutrientes e dos indicadores de um metabolismo saudável (considerando, inclusive, a atividade de algumas enzimas-chave no metabolismo da glicose e das gorduras). Segundo os autores, nos estudos que envolvem a castração de ratos machos (comprometendo de forma proposital a androgênese), ocorre a redução dos níveis de glicogênio (tanto hepático quanto muscular), porém, assim que os animais castrados recebem administração de testosterona sintética, os níveis de glicogênio são novamente reestabelecidos. Temos aumentada a atividade de enzimas responsáveis pela síntese de glicogênio, além de uma maior expressão gênica dos transportadores de glicose do músculo (Glut-4) (Sato et al., 2008). Em minha opinião, quando se fala que "a testosterona acelera o metabolismo e, por isso, a mulher tem o metabolismo mais lento" é só uma forma geral de falar que a testosterona promove maior síntese de proteínas musculares (significando que maior gasto energético = acelerar metabolismo) e promove maior síntese de glicogênio (mais carboidrato sendo usado para fins que não adipogênese = acelera o metabolismo). Dessa maneira, o mesmo indivíduo que tem o limiar de carboidrato (carboidrato máximo que não irá virar gordura) ótimo, na faixa de 300 g por dia, por exemplo, com androgênese comprometida (níveis baixos de testosterona biodisponível), conseguirá elevar seu limiar de carboidrato para 400 g por dia se os níveis de testosterona endógena forem melhorados. Lembre-se de que isso é uma conclusão pessoal, portanto, passível de erro.

2.2.3 Glucagon

O glucagon é um hormônio peptídico, formado por 29 aminoácidos e também sintetizado nas ilhotas de Langerhans. No entanto, é produzido e acumulado pelas células alfa que se diferem das células beta, produtoras de insulina tanto em morfologia quanto em número (Carneiro e Junqueira, 2013).

A secreção do glucagon sofre influência do sistema nervoso simpático, de modo que, uma vez ativado, ocorre hiperglicemia (o oposto do efeito da insulina). Ao analisarmos de uma maneira interligada, o mesmo sistema simpático, que promove secreção da adrenalina (que também promove hiperglicemia), promove ação do glucagon, e esses estímulos ocorrem para manter a homeostase em jejum, fornecendo matéria-prima energética para os tecidos (Fox, 2007).

Na célula hepática, o glucagon vai agir de maneira a defosforilar a glicose que está aprisionada, liberando-a para a circulação. Como os estoques de glicogênio hepático são limitados, se a demanda por glicose continuar (exercício, jejum), o glucagon vai acentuar a resposta de gliconeogênese (formação de glicose a partir de outros substratos), promovendo, assim, a desaminação de alguns aminoácidos. Em doses suprafisiológicas de glucagon, pode-se observar: força acentuada do coração; secreção de bile acentuada; e inibição de suco gástrico. Ou seja, o glucagon "gira" o metabolismo no sentido célula-sangue (Guyton e Hall, 2006).

2.2.4 Adrenalina

A adrenalina representa 80% das secreções da glândula suprarrenal e age no metabolismo de uma maneira já bem conhecida. Uma vez que nós, animais, somos confrontados com situações de risco (lutar ou fugir), sinais neuronais do encéfalo promovem a liberação de adrenalina pelas glândulas suprarrenais, fazendo que aumente a captação de O_2 com o aumento da frequência cardíaca e com a dilatação das vias aéreas (Nelson e Cox, 2006). Contudo, a adrenalina também age bloqueando a ação da glicogênio sintase (enzima que sintetiza glicogênio nos músculos e no fígado), fazendo que o metabolismo tire glicose do glicogênio em vez de colocar, ou seja, promove o comportamento no sentido célula-sangue.

O Quadro 2.1 mostra, resumidamente, como cada hormônio age em nossos macronutrientes (enfoca o comportamento do glicogênio). Peço que o leitor considere a ação do GH e da testosterona e veja por que a mistura de hormônios sintéticos GH + testosterona é responsável por um físico "perfeito".

A começar pela glicose: a testosterona aumenta a taxa de glicogênese, logo, menos carboidrato se converte em gordura. Não bastasse isso, o GH aumenta a taxa de liberação de glicose sanguínea, ou seja, o carboidrato que ingerirmos, se não for consumido, vai, na pior das hipóteses, virar glicogênio. E se ele virar gordura? O GH aumenta a taxa de lipólise e resolve isso. Paralelamente, *tanto a testosterona quanto o GH* aumentam a taxa de síntese proteica, e é por isso que hoje vemos homens de 1,75 m subirem nos palcos com mais de 100 kg e com o percentual de gordura na faixa dos 5%. Em outras palavras, esse físico extremamente forte, musculoso e seco, só é possível com drogas (muitas drogas!). Existe a determinação na dieta, existe a determinação no treino. Alguns falam que não podemos tirar o mérito do indivíduo que faz dieta e treina, só porque ele utiliza drogas. Realmente, não devemos cometer esse pecado. No entanto, se você retirar as drogas desse indivíduo e deixá-lo com o mesmo treino e a mesma dieta, o padrão estético dele vai cair indubitavelmente.

Não estou aqui para discutir se o indivíduo deve ou não usar drogas, ou usar muita ou pouca droga. Deixo isso para os órgãos competentes do esporte que dominam mais o assunto do que eu. Vale lembrar ao leitor que o *dopping* não existe somente no *bodybuilding*. A maioria dos atletas de elite utiliza substâncias ilícitas em sua preparação, fazendo que nos questionemos a respeito da ligação entre esporte e saúde.

Quadro 2.1 – Resumo dos estímulos metabólicos dos principais hormônios no exercício

Hormônio	Glicose	Aminoácidos	Ácidos graxos
Insulina	Influxo celular Glicogênese	Influxo celular Síntese de proteínas	Lipogênese
Glucagon	Glicogenólise	Gliconeogênese	Gliconeogênese Lipólise
Adrenalina	Glicogenólise	Gliconeogênese	Gliconeogênese
Testosterona	Glicogênese	Síntese de proteínas	Lipólise
Cortisol	Glicogenólise	Gliconeogênese	Gliconeogênese
GH	Glicogênese	Síntese de proteínas	Lipólise

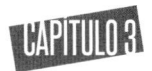

O CICLO FOME-SACIEDADE

Os mecanismos bioquímicos envolvidos no ciclo fome-saciedade parecem estar em via de serem bem elucidados pela ciência. No entanto, quando falamos em fome ou saciedade, a literatura leva em conta, na maioria das vezes, pessoas "normais", que comem quando sentem fome e ficam em estado de saciedade até a próxima refeição (seja fazendo dietoterapia acompanhada por profissional ou de acordo com sua alimentação costumeira).

Para quem treina, há uma leve descompensação nesse ciclo. Isso porque, às vezes, a pessoa está em dieta para hipertrofiar e está se alimentando contra a sua saciedade ou, ao contrário, resistindo à fome em uma dieta restritiva pré-campeonato. É claro que cada biótipo vai reagir de maneira diferente. Geralmente, o ectomorfo longilíneo clássico que sofre, porque empurra comida em fase de ganho de peso e é a mesma pessoa que nada sofre ou sofre pouco em dietas restritivas, já que, para ele, é nadar a favor da correnteza. Já o meso ou endomorfo que gosta de comer sente prazer em retirar-se da mesa com distensão gástrica, tira de letra um *bulking* pesado, mas sofre muito em dietas pré-competição. Isso não ocorre apenas no *bodybuilding*. Muitos lutadores sofrem, desidratam para perder peso; jogadores de futebol, por vezes, aparecem em meu consultório para subir de peso e melhorar o jogo de corpo etc.

Seja como for, quando se pratica esporte, os mecanismos de fome-saciedade parecem ficar levemente descompensados. A fome, para quem está a duas semanas de uma competição de fisiculturismo, é um estado constante. Você pode fazer um "dia do lixo", mas essa fome e essa gula não irão sumir. Não precisamos recorrer à literatura para afirmar que os esportes alteram a fome e a saciedade. Basta você ir a uma pizzaria com alguns fisiculturistas logo depois de um campeonato e vai ver ali a fome na sua expressão mais primitiva possível. Acredite: você pode sair mal da pizzaria, mas a fome não passa. Aí entra a minha teoria da "fome do glicogênio" que iremos abordar logo em seguida.

Precisamos tocar nesse assunto e, mais ainda, não explorar apenas os aspectos bioquímicos que envolvem a fome, mas levar isso para o lado prático, pois, ao manipularmos a fome, a gula, seja o que for, haverá uma aderência maior do paciente à dietoterapia, ocasionando sucesso na prescrição dietética.

3.1 Estado de fome constante

Chamo de estado de fome constante uma descompensação do ciclo fome-saciedade, decorrente do desequilíbrio entre hormônios orexígenos e anorexígenos, algo bem comum para quem treina (fisiculturismo) e, propositalmente ou não, deixa de suprir suas necessidades (sobretudo a de reposição de glicogênio, que, como veremos mais à frente, estabelece um estado de fome bem-característico). Primeiro, vamos nos distanciar do problema para vê-lo de uma maneira diferente. Vamos nos esquecer de esporte um pouco, de dieta para definição ou *bulking*, e vamos entender a base. Por que o nosso corpo tem fome e por que ele tem saciedade? Bem, vamos imaginar que, antes de tudo, nosso corpo não sabe que estamos de dieta para crescer ou para secar. Nosso corpo apenas recebe sinais, recados do meio externo.

Ele não tem mecanismos de reserva de energia (glicogênio e adipócitos) de graça. Isso é uma sofisticação da nossa máquina orgânica que nos fornece energia, mesmo quando a natureza não nos oferece. Poderíamos, então, arriscar a dizer que temos tendência a engordar porque somos descendentes de seres que conseguiram promover estoque de energia e sobreviver às épocas de escassez? Sim, poderíamos. Entretanto, o "buraco é mais embaixo", porque, simplesmente, algumas pessoas, que não vieram programadas para engordar, optam por um estilo de vida que faz que elas se tornem indiferentes ao que comem, ou seja, comem quando dá fome e o que dá vontade de comer (e se quisermos ir mais adiante para descobrirmos o que fez essas pessoas optarem por um estilo de vida negligente, seria em um livro de Psicologia, não de Nutrição). Não estou dizendo que pessoas acima do peso são negligentes com elas mesmas. Hoje, a ciência demonstra que existem fatores genéticos envolvidos no sobrepeso. Afinal, existem genes ligados à fome, à saciedade, à hiperplasia de adipócitos etc. Estou falando é de pessoas que sequer têm estrutura de obeso e aparecem nos consultórios pesando 20 kg ou 30 kg a mais do que seu peso habitual, porque desenvolveram compulsão por chocolate, álcool etc. Então, hoje, em razão das diversas tendências que a sociedade contemporânea tem, não podemos unicamente atribuir o ganho de peso aos processos evolutivos e à tendência genética. É por isso que relembro ao leitor que, para o sedentário, este livro talvez seja de pouca valia. O sedentário não movimenta seus estoques de glicogênio muscular igualmente a uma pessoa ativa. É urgente que repensemos em uma dieta mais *low-carb* de modo geral para a população e, provavelmente, ao alterarmos essa variável dos macronutrientes, alteraremos as oscilações de insulina e, consequentemente, o ciclo fome–saciedade.

Para o praticante de exercício físico, preciso dizer que o nosso organismo ancestral não sabe que treinamos, nem que estamos em *cutting*. O que o organismo basicamente entende seria algo do tipo: "em determinado período do dia, esse maluco sai correndo por uns 5 km (pois deve estar atrás de caça), depois, ele finalmente acha a comida (afinal, você come depois da sua corrida)", e as células de seu corpo estão cheias de Gluts na membrana, sedentas por glicose para prepará-las para uma possível próxima busca de caça (sua vontade de comer bolacha recheada acompanhada de *Coca-Cola* depois de um triatlo se explicaria mais ou menos por aí).

Entretanto, ainda isso é pouco. Da mesma maneira, nosso organismo não sabe que você "puxa ferro". Seu organismo sabe que você faz determinado tipo de exercício, responde hormonalmente a esse estímulo mecânico e ele "sabe" que, no outro dia, muito provavelmente ele será submetido ao mesmo estresse físico. E vai se adaptando para ficar cada vez mais forte e resistente a isso. Portanto, quando estamos treinando com pesos e cortando calorias, sofremos muito, pois estamos indo duas vezes contra a natureza. Estamos reduzindo o percentual de gordura para um nível não natural (quanto menor o percentual de gordura, pior é para a sobrevivência, pois há pouca energia de reserva caso haja escassez) e mantendo ou adquirindo músculos (eles precisam de energia para serem construídos e, para manter a massa magra, você precisa de mais energia). É o lado "metade vazio" do copo, por isso, é difícil. Só que há o lado "metade cheio" do copo, que seria: quanto mais músculos você adquirir, é necessária mais energia para mantê-los e você pode comer mais ainda só para manter sua massa magra, ou seja, quanto mais massa magra, menor sua chance de engordar.

O nosso corpo não sabe que estamos nos preparando para um campeonato. Ele recebe a seguinte informação: esforço diário e falta de comida. Modo de sobrevivência ativado: instala-se a fome constante e atinge-se o platô, que é o período em que não se perde mais gordura e isso é um mecanismo de *stand by* fisiológico. Afinal, o organismo é inteligente: "Ah, não vou receber energia? Então, não vai sair energia também daqui". Junto com isso, surgem todos os sintomas de *overtraining*, além de uma leseira absurda nas últimas semanas antes da competição.

3.2 Mecanismos fisiológicos e bioquímicos do ciclo fome-saciedade

Há um sistema intrincado de *feedback* hormonal e neuronal responsável pelos mecanismos da fome e da saciedade, e me refiro a uma coisa só: o ciclo fome-saciedade, que é mais o que acontece no dia a dia.

A nossa fome e a saciedade são avaliadas pelo núcleo arcuado (ou arqueado), no hipotálamo, e a maioria das substâncias que nos fazem sentir a hora de parar de comer ou querer comer agem nos receptores desse "centro da saciedade". O núcleo arcuado tem receptores para duas famílias principais de neurotransmissores. Em geral, no hipotálamo, temos os neurônios orexígenos (que estimulam a fome) e os anorexígenos (inibem a fome). A família do neuropeptídeo Y (NPY) é responsável por aumentar a fome e a família das melanocortinas, especificamente o hormônio melanócito-estimulante (MSH), é responsável pela saciedade (Nelson e Cox, 2006). Um grande (e talvez o mais importante) mediador da fome é a leptina, que é uma proteína formada pelos genes *ob* (de obesidade, pois descobriram que ratos obesos têm deficiências nesse gene), e secretado pelo tecido adiposo (ou seja, a gordura corporal tem função endócrina também).

Quando reduzimos o percentual de gordura, o tecido adiposo diminui a secreção de leptina, a qual tem receptores no hipotálamo. Quando este detecta leptina em baixa, secreta mais neuropeptídeo Y, que é responsável pelo aumento do apetite.

Ou seja, o organismo tem um controle genético do seu percentual de gordura e o que ele considera perfeito para você existir. Se você começa a alterá-lo além do que ele pode lhe dar, os *feedbacks* negativos entrarão em ação para fazer você se autossabotar.

E os indivíduos que começam a dieta e não sofrem com a fome? Pode ser que eles estejam restabelecendo o percentual de gordura natural, e o corpo "colabora" com eles. O nosso hipotálamo recebe estímulos, também, de substâncias secretadas pelo intestino e pelo estômago, pois a natureza do que ingerimos também pode influenciar no ciclo fome-saciedade. A presença de gordura e proteína no estômago promove a liberação de colecistocinina e enterostatina, um peptídeo secretado durante a ativação da lipase pancreática, diminuindo a secreção de neuropeptídeo Y (Gropper, Smith e Groff, 2011). A serotonina também aumenta a saciedade, é anorexígena (difícil sentir fome durante um exercício se você tiver se alimentado bem previamente). Dessa forma, não é raro perceber que pessoas deprimidas tentam estimular a insulina, aumentar as endorfinas por meio do chocolate etc., visando compensar a falta de prazer em alguma questão pessoal por meio da comida (nesse caso, o grande problema é que elas estão trocando um problema por outro!).

Não podemos falar de fome sem falarmos sobre a grelina, o hormônio da fome. Ela é um hormônio peptídico de 28 aminoácidos, secretada pelas células da mucosa gástrica e entérica. Sua secreção aumenta quando o estômago libera substâncias para avisar ao hipotálamo que está vazio (Janas-Kozik, Krupka-Matuszczyk e Tomasik-Krótki, 2006). A insulina também é outro hormônio sobre o qual cada vez mais tem se descoberto. Suas funções vão além de retirar glicose do sangue. A insulina parece inibir a atividade da grelina O-acil transferase (GOAT). Essa enzima ativa a grelina e, uma vez que a insulina desativa a GOAT, a secreção de grelina é interrompida e os sinais de fome são interrompidos também (Otto-Buczkowska, 2005). Muito cuidado, porém, com os picos de insulina. Tão logo ela diminua, a atividade da GOAT pode ser novamente restabelecida, e é nesse ponto que encontramos pessoas com fome de pão branco às 18 horas da tarde, porque comeram uma "inocente" barrinha de cereal às 15 horas de lanche (porque alguém disse que essas pessoas tinham de comer de 3 em 3 horas). Só que isso iremos abordar mais adiante.

3.3 A "fome do glicogênio" e a hipótese glicogenostática

A primeira vez que levantei essa hipótese foi logo após um campeonato, na minha primeira refeição lixo. Passei mal, nunca senti tanta vontade de comer. Contudo, comecei a perceber que estava excedendo minha capacidade gástrica de comportar comida e a fome não cessava. O que entendi com isso? Comecei a pensar no básico: "Meu estômago não está mais vazio. Logo, não é o estômago vazio que está me sinalizando fome. Há algo bioquímico acontecendo em mim que me faz ter muita fome".

Nesse momento, o leitor vai pensar: "Claro, isso era pro-vavelmente pela ação da leptina! Você não falou que se reduzir o percentual de gordura, a leptina promove maior secreção de neuropeptídeo Y, aumentando a fome?". Sim, se você pensou isso, está certo. Esse era um dos motivos. Entretanto, depois de quatro ou cinco dias comendo bem, essa fome cessou. Simplesmente meus músculos estavam "cheios" de glicogênio novamente, perdi completamente a vontade de comer doce e a minha fome voltou ao normal, igual ao que era com 15% de gordura corporal. Só que, nesse momento, eu estava bem abaixo dos 10% de gordura corporal. Não devo ter aumentado tanto assim o percentual de gordura nesses quatro dias de "orgia gástrica" ao ponto de preencher todos os adipócitos novamente (porque também não perdemos gordura, enchemos ou esvaziamos os adipócitos depois de uma certa idade).

Comecei a pensar na vontade de comer doce que muitos maratonistas e triatletas me relatam após a competição e que é maior naqueles que não usam carboidratos durante a prova. Pensei, sobretudo, nessa questão que, depois de doze semanas de dieta para um campeonato, no qual você joga seu percentual de gordura no chão, são necessários dias para repletar todo o glicogênio e, uma vez repletado, a fome e o cansaço cessam. De fato, há algo relacionado ao glicogênio e à fome e que sempre foi pouco abordado. Disso não tenho dúvidas. Quando você está nas etapas finais de uma dieta (quando o glicogênio está depletado), você vai abastecer seu carro, se flagra olhando para as comidas na loja de conveniência do posto. Você vai à farmácia, olha para as geleias *diet* que você nem sabia que existiam. Fica procurando doce sem querer somar carboidrato à sua dieta, como se de repente encontrasse uma geleia, um pudim, algo que fosse *zero carbo*. Para quem é tecnicista e cético demais, essas questões pouco teóricas que levantei podem ser insuficientes.

Entretanto, mesmo que pouco, há algum material teórico disponível.

Foi então que li algo a respeito da hipótese glicostática (Flatt, 1996) sugerindo que um dos mecanismos corporais para a manutenção do peso seria a presença de glicoceptores que estimulam o núcleo arcuado do hipotálamo a liberar o neuropeptídeo Y, aumentando a fome como *feedback* de quando a glicemia cai. Embora não se trate apenas do glicogênio, o autor conclui seu artigo da seguinte maneira:

> A manutenção de peso é conseguida por ajuste da ingestão de alimentos para igualar o gasto de energia. A modulação da ingestão de alimentos de uma forma que ajude a manter as reservas de glicogênio estável já foi reconhecida em animais e seres humanos. No que diz respeito a esse mecanismo de regulação da ingestão de alimentos, pouco importa se esses ajustes resultam em saldos exatos de energia ou em baixas taxas de ganho ou perda de gordura ao longo do tempo. Embora o equilíbrio de carboidratos seja efetivamente mantido em todos os indivíduos, o intervalo dentro do qual os níveis de glicogênio são mantidos podem ser diferentes. A diversidade e qualidade dos alimentos oferecidos agora em sociedades afluentes, bem como sua disponibilidade onipresente entre as refeições, tendem a aumentar o intervalo dentro do qual os níveis de glicogênio são habitualmente mantidos. [...] Como os níveis de glicogênio não são mensuráveis atualmente em seres humanos, o

papel desempenhado pelas diferenças nos níveis
de glicogênio habituais no desenvolvimento da
obesidade não tem sido levado em consideração,
apesar de que mudanças nessa faixa podem ter
uma influência considerável sobre a oxidação
de gordura. Parece provável que o aumento na
incidência de obesidade em sociedades afluentes
[...] na qual o teor de gordura da dieta ocidental era relativamente estável, pode ser em grande
parte em razão da influência de variáveis con-
junturais que têm elevado a faixa sobre a qual os
níveis de glicogênio são habitualmente manti-
dos. (Flatt, 1996, p. 462, tradução nossa)

Melanson et al. (1999) realizaram um estudo bem interessante sobre a *hipótese glicogenostática*. Os autores induziram
indivíduos saudáveis, praticantes de exercício físico, à depleção
aguda de glicogênio. O nível de fome (apetite-saciedade) e os
níveis sanguíneos de glicose foram mensurados por 24 horas. A
mensuração dos níveis séricos de glicose foi fundamental para
sugerir o papel mais importante do glicogênio na regulação
da ingestão alimentar, pois poderia se dizer que a hipoglicemia pós-exercício era a responsável pelo aumento da fome (em
razão dos receptores glicolíticos do núcleo arqueado no hipotálamo). No entanto, o interessante é que a glicemia já tinha sido
restabelecida aos níveis fisiológicos normais e, mesmo assim, os
indivíduos apresentaram fome maior que o normal. Os autores
verificaram uma relação direta com o estado de depleção do
glicogênio e a fome (independentemente da hipoglicemia pós-
-treino), estabelecendo a hipótese glicogenostática.

Cabe aqui abrir parêntese. Como falei na introdução que este livro é um convite à discussão, um "ensaio de nutrição esportiva", gostaria que o leitor que está se perguntando sobre a fome do glicogênio refletisse a respeito da seguinte constatação que fiz: você já percebeu que quando se está em dieta (seja para preparação de um campeonato de fisiculturismo, seja para baixar o peso, a fim de mudar de categoria na luta, ou se tornar mais aerodinâmico no *endurance*) a "vontade de se entupir de carbo" é sempre de algo com muito açúcar ou derivado do trigo? A vontade não é de carboidrato em geral, mas de trigo ou açúcar. Isso me dá certo medo, pois ao ler *Barriga de trigo*, do doutor William Davis (2014), fui atrás das pesquisas sobre as exorfinas (nome dado aos peptídios da digestão do glúten que atravessam a barreira hematoencefálica, gerando uma espécie de "vício" por pão e derivados). Perceba que quem gosta de pão não vive sem ele. Quem gosta de pizza não vive sem ela. Percebi isso talvez muito tarde no consultório e fiquei assustado, pois temos também alguns fatores ainda a serem descobertos controlando o nosso ciclo fome-saciedade.

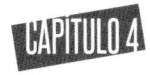

DESMISTIFICANDO OS MACRONUTRIENTES

4.1 Comer de 3 em 3 horas... Quem disse?

Devemos comer de 3 em 3 horas? Sinceramente, depende unicamente de você! Algumas pessoas precisam comer de 3 em 3 horas, pois o processo digestório, como um todo, varia caso a caso. Há quem se sinta mal se estiver com o estômago vazio e a velocidade de esvaziamento gástrico também é uma variável da individualidade biológica. Tudo bem que a composição da refeição é que vai ditar a velocidade do esvaziamento gástrico, mas nos deparamos com pessoas que comem coisas parecidas e algumas digerem mais rápido os nutrientes do que outras. Não é necessário referenciar isso porque é empírico e em

10 minutos de consulta o profissional pode coletar esses dados em um recordatório nutricional.

Se um senhor de 50 anos, que nunca comeu de 3 em 3 horas, for ao nutricionista porque está com o colesterol descompensado, e o profissional impor a ele que deve comer de 3 em 3 horas, temos grandes chances de esse senhor nunca mais voltar ao consultório. Ou, então, imagine um paciente que viaja de avião de 4 a 5 vezes por semana. É inviável para ele comer mamão papaia às 15 horas e, depois, às 18 horas (em outro aeroporto, fazendo escala, por exemplo), tomar o "suco verde" que foi prescrito. Temos de ser realistas: uma barra de cereal e algumas castanhas resolveriam isso. No meu modo de ver, se ele não extrapolar o limiar de carboidratos por dia, continuará emagrecendo sem estar preso ao dogma das 3 horas.

Falo isso porque realmente muitas pessoas reclamam das inviabilidades das abordagens dietéticas surreais de alguns nutricionistas. Sem querer citar nomes, mas ela sabe que estou falando dela, uma querida paciente chegou ao meu consultório reclamando que uma nutricionista tinha lhe passado uma fatia de dois dedos de coco no meio da tarde. De acordo com a queixa dela: "Primeiro: Onde encontrar coco de boa qualidade em Curitiba no inverno? Segundo: Como mensurar essa fatia? E terceiro: não poderia ser outra fruta?"

As pessoas que prescrevem dietas têm perfis parecidos. Existe a pessoa que faz você comer batata-doce e frango o dia todo e suplementa seu pós-treino com glutamina, BCAAs, *whey* e amido de milho. O que me deixa triste é que geralmente essa pessoa não é nutricionista. Temos, ainda, o nutricionista que simplesmente despreza os fatores socioculturais e impõe ao paciente que pare de tomar derivados de leite (não sou contra essa diretriz dietética nem a favor dela, desde que o paciente esteja à procura disso), e há, ainda, o médico irresponsável que imprime dietas prontas, como receitas de bolo, sem levar em conta a individualidade biológica.

Se a nutrição nunca foi tão bem-vista e tão prestigiada como agora (graças a exemplares profissionais da área que temos por todo país), nunca foi tão usurpada por pessoas que pensam que entendem de dieta e, na prática, acreditam que ela se resume unicamente a cálculos, fazendo a dietoterapia se transformar em "calculoterapia". Cá entre nós, é fácil alguém achar que entende de dieta quando o sangue do seu "discípulo" tem 2 g de anabólicos sintéticos circulantes por semana, ou ainda, "seca" seu paciente ao prescrever, como um médico, um "coquetel molotov" de estimulantes (e benzodiazepínicos para que esse mesmo paciente consiga dormir). Aí qualquer dieta faz efeito (em curto prazo e à custa de saúde). Contudo, se você encontrar a dieta específica de uma pessoa, tudo se torna mais saudável e duradouro. Ela vai ficar com um físico de Mr. Olympia? Claro que não e nem sequer perto disso. Essa é uma questão que envolve genética e uso constante de drogas. Aqui, estou falando de pessoas normais, que treinam e apresentam um contexto que não gira em torno do nosso mundo *fitness*, mas querem ter saúde ao máximo com uma estética harmoniosa (e isso inclui atletas recreativos).

Quando me refiro à nutrição como algo sagrado e menciono a Santa Ceia, que foi a última confraternização de Jesus, cito algo que é realmente sagrado: respeitar os hábitos sociais e psicológicos das pessoas. Quem sou eu para impor "não tome mais leite" para uma pessoa? Eu não gostaria de me consultar com um nutricionista e ouvi-lo falar "pare de tomar vinho e só tome chá de hibisco". Ou, então, se o limiar do atleta é 200 g de carboidrato por dia (ponto ótimo de carboidrato), por que não deixá-lo ingerir 50 g logo no desjejum se essa é uma parte do dia ou da dieta de que ele tanto gosta?

Apesar de parecer ácido, não estou querendo ser. Acredito também que o corpo fala muito mais do que conseguimos escutar. Talvez uma pessoa goste tanto de chocolate amargo porque pode estar com deficiência de polifenóis (mas como ainda a Ciência não descobriu se a carência de polifenóis se manifesta ou não pelo paladar, não levo em conta tal possibilidade?). E o leite? Será que estimula hormônios que induzem ao sono ou será que para um indivíduo não passaria, de maneira inconsciente, tranquilidade maternal e acabaria levando a relaxamento para dormir? Talvez o psicanalista possa descobrir isso antes que o nutricionista.

Tudo isso pode parecer bobagem, mas quando falamos de construir um plano de dietoterapia, algumas variáveis aparentemente escondidas devem ser levadas em conta, para que haja uma aderência, de verdade, do paciente. Como sabemos que o tecido adiposo autorregula-se com a leptina – e, conforme teorizam Campfield e Smith (2003), provavelmente por *feedback* negativo, sentimos fomes específicas quando algum macronutriente encontra-se depletado – por que não nos permitimos pensar que existem *feedbacks* relacionados ao balanço de micronutrientes? Assim como antigamente acreditávamos que a pica – ingestão de substâncias não alimentares durante a gravidez, como terra ou barro (geofagia) — era puramente oriunda de superstição ou crenças, hoje alguns estudos apontam para a deficiência de zinco e ferro em estados iniciais de picamalácia (Poy et al., 2012).

Acredito piamente que todos nós temos uma dieta ideal. Cabe ao profissional encontrá-la, pois somos muito mais complexos do que pensamos (mas isso não significa que a conduta dietética deva ser igualmente complexa para o paciente). Quem garante que não existam processos bioquímicos e rotas metabólicas que ainda não conhecemos completamente? Deve haver muitos mecanismos de *feedback* orgânico ainda pouco compreendidos pelos homens que ligam as necessidades fisiológicas de nutrientes ao nosso paladar. Nesse sentido, é engraçado todo *bodybuilder* depletado amar comer pizza (e pizza é sódio — facilitador da entrada de glicose na célula — e um monte de carboidrato, o que significa repleção de glicogênio!).

Devemos lembrar que, infelizmente, para algumas pessoas, falar em dieta já envolve privação! E pior, privação não só de coisas que gostam de comer, mas de ambientes que gostam de frequentar, amigos que gostam de receber em casa, momentos que gostam de passar à mesa com pais, avós etc. Às vezes, o "alimentar-se" compõe um grande pilar na estrutura do indivíduo que está sentado à sua frente no consultório. E você vai lá, só por acreditar que esse ou aquele alimento faz mal (por exemplo, ovo com gema) e arranca dele o que ele mais gosta. Você acha que esse paciente vai voltar? Você acha que a sua dietoterapia será um sucesso?

É muita variável para levar em conta, mas, se você quiser ser um ótimo profissional e ser diferenciado, deve pensar em pontos que os outros não pensam (afinal, prescrever uma dieta é o mínimo que o paciente espera de você, e você pode surpreendê-lo oferecendo sempre algo mais).

Realmente, se formos fazer uma dieta "perfeita" (ou o mais próximo que pudermos disso), devemos levar vários pontos em consideração, não apenas o fato de comer de 3 em 3 horas (pois tenho visto que até o tipo sanguíneo tem influência na velocidade do esvaziamento gástrico). Lógico, não excluamos o fato de que, vez ou outra, o profissional necessite tomar uma postura mais impositiva até para o bem da saúde do paciente. Não acho que devemos ser coniventes com maus hábitos apenas para conquistar um cliente. Entretanto, não podemos cair no exagero, de modo que, em vez de praticarmos a reeducação alimentar, praticamos uma "imposição alimentar".

Particularmente, separo em três as variáveis dietéticas que podemos manipular na hora de prescrever a dietoterapia (seja ela para uma dislipidemia, ou para hipertrofia, ou *cutting*):

- horário dos alimentos;
- tipo dos alimentos;
- quantidade dos alimentos.

Entre essas três variáveis, vejo qual é a variável mais fácil, no momento, para o paciente. Se a variável mais difícil de manipular for o horário das refeições, nem toco nela. Se for a quantidade, zero o carboidrato dessa pessoa e apenas restrinjo um nutriente, libero os demais, e assim por diante. O paciente vai ter de abrir mão de tudo, menos da carne. Conheci um menino, neto de alemães, que não conseguia comer menos de 400 g de carne vermelha no jantar para se sentir saciado. Outra atleta, descendente de italianos, gostava muito de massas na ceia, e eu acabava deixando 80% da ingestão dos carboidratos dela (uma vez encontrado o limiar) nesse horário. No final, o que importa é a aderência da pessoa à dieta. Aí, então, acontece algo mágico: o próprio cliente/paciente acaba se manifestando: "Olha, acho que já posso abrir mão daquele alimento e daquele outro, que sei que podem estar prejudicando a minha dieta". Dessa forma, você não está impondo nada. Está conscientizando a pessoa e isso permanecerá na conduta alimentar dela.

Essa questão de comer de 3 em 3 horas, não sei exatamente de onde brotou. Vejam que coloco o horário das refeições como mais uma variável e não como um dogma. Alguns dizem que comer seis ou mais refeições por dia acelera o metabolismo, ou o mantém acelerado. O que mantém o metabolismo acelerado, ou não, é a frequência cardíaca, a termogênese, a ação de hormônios específicos, o consumo excessivo de oxigênio após o exercício (EPOC, sigla em inglês de *excess post-exercise oxygen consumption*) etc.

Já citamos aqui que a refeição exerce um efeito sobre a termogênese. As proteínas são os macronutrientes que elevam ao máximo a termogênese (efeito térmico do alimento) e esse aumento pode chegar até 30%. Devemos lembrar também que toda refeição (seja de lipídios, carboidratos ou proteínas) recruta enzimas para digestão. Enzimas são feitas por proteínas nossas, ou seja, perdemos proteínas na digestão, em outra linguagem: calorias.

Agora, qual a real diferença entre aumentar a temperatura em 30% em quatro refeições de 500 calorias ou duas refeições grandes de 1.000 calorias? Nenhuma, pois será, no final do dia, 30% de 2.000 calorias.

Em um artigo de revisão, Bellisle, McDevitt e Prentice (1997) avaliaram estudos desde 1964 que abordam o gasto calórico e a frequência alimentar e não encontraram evidências científicas suficientes para dar suporte à teoria de que comer com mais frequência aumenta a taxa metabólica basal ou o período pós-absortivo. Em um estudo conduzido por Cameron, Cyr e Doucet (2010) não houve diferenças estatísticas significativas (P < 0,05) na perda de peso ou de gordura entre o grupo que fez seis pequenas refeições diárias ou o grupo que fez três refeições mais densas em calorias por dia. No entanto, Romon et al. (1993) verificaram que o efeito térmico do alimento (gasto calórico da própria refeição) é mais agudo no desjejum, ou seja, há uma leve oscilação metabólica no ciclo circadiano.

Em outro estudo, feito por Stote et al. (2007), indivíduos do sexo masculino e feminino, idade entre 40 e 50 anos, saudáveis, foram divididos em dois grupos consumindo dietas normocalóricas (dietas para manter o peso), mas um grupo consumia apenas uma refeição por dia (com todas as suas calorias) e o outro grupo tinha suas calorias divididas em três refeições ao dia. Ao final do estudo, os indivíduos de ambos os grupos mantiveram o peso, e a frequência de refeições não promoveu modificações nos marcadores que acusariam um aumento de metabolismo (frequência cardíaca, temperatura corporal e marcadores bioquímicos sanguíneos).

Não existe, ainda, consenso na literatura, mas estudos mais recentes demonstram a fragilidade da teoria de que o número de refeições influencia a termogênese e/ou acelera o metabolismo, sempre apontando como fator primordial a relação entre a ingestão correta dos macronutrientes para o peso corporal (sobretudo, o peso isento de gordura).

4.2 Carboidrato: mocinho ou vilão?

Agora que demos uma bela olhada nas rotas metabólicas, podemos afirmar que: os únicos carboidratos que entram na célula são os monossacarídeos, não importa de qual fonte alimentar eles venham; e existem reações celulares que transformam glicose em aminoácidos e glicose em ácidos graxos, mas, mais importante que isso, e já sendo repetitivo, a rota que o carboidrato vai seguir depende se seu estoque de glicogênio está em dia (ou não). Pão não engorda. Batata não engorda. Amidos em geral não engordam. No entanto, se você já atingiu seu limiar de carboidratos, com certeza haverá alguma lipogênese, caso passe do limite do que suas enzimas são capazes de converter em glicogênio. Enquanto escrevo sobre isso, é bom que o leitor se lembre do que falamos anteriormente e comece a juntar as peças do quebra-cabeça: exercícios estimulam hormônios, que estimulam enzimas, que interferem no glicogênio. Lembre mais uma vez que para sedentários pode ser um pouco diferente.

Cada pessoa, cada indivíduo tem seu limiar ótimo de carboidratos. O meu gira em torno de X, o de sicrano em torno de Y, o do triatleta fulano de tal gira em torno de Z, e assim por diante. Quando começo a orientar alguém, o primeiro elemento que procuro encontrar é o limiar ótimo de carboidratos. Podemos falar que simplesmente foi achado o VET correto para pessoa? Sim, não estou querendo enfeitar. Estou apenas dando outro nome aos bois.

Entretanto, não estou me contradizendo? Por que me preocupo com a ingestão de carboidratos se já afirmei que eles não engordam? Bom, não sejamos teóricos demais. Não precisamos ir longe para ver que carboidratos demais engordam. Vale frisar que há uma conversão direta de carboidratos em gordura (da mesma forma que aminoácidos viram gordura, que gorduras viram carboidratos e que carboidratos viram aminoácidos), mas, além disso, a ingestão excessiva de carboidratos engorda porque economiza a nossa lipólise (seu corpo é inteligente, por que ele vai tirar energia da célula se no sangue há excesso de energia?).

Bioquimicamente falando, é real a conversão (direta) de carboidratos em gordura, embora tenha um custo metabólico alto. A reação do complexo desidrogenase explica isso muito bem, pois essa reação converte o piruvato dos carboidratos em Acetil-CoA por desidrogenização e descarboxilação, de modo que a glicose pode ser precursora tanto do glicerol por meio da di-hidroxiacetona fosfato (DHAP), intermediário do carbono 3 na glicólise, quanto dos ácidos graxos pela Acetil-CoA (lembre que a Acetil-CoA é substrato primário para a síntese de ácidos graxos) (Gropper, Smith e Groff, 2011).

As transformações corporais que tenho visto em minha clínica têm sido, primariamente, consequência de um limiar de carboidratos bem-manipulado. O oposto também é verdadeiro. Um cálculo incoerente das necessidades calóricas do indivíduo, dessa maneira, vai promover lipogênese, sim. Devemos, então, fazer uma correta leitura do biótipo do paciente para saber qual direção seguir. Se você está adotando uma postura *zero carbo*, porque acredita que carboidratos engordam, sem querer ofender, você está sendo ignorante (no sentido de ignorar as demais variáveis que envolvem tal processo bioquímico). Talvez você não esteja errado, pois, se está zerando carboidratos e está fechando suas calorias com gordura e proteína, pode ser que sua proteína seja desaminada, sobrando apenas esqueleto carbônico, que pode ser transformado em corpo cetônico, ácido graxo e glicose. Em outras palavras, suas células continuarão utilizando glicose, ou ainda, de alguma maneira suas células irão preservar ou promover síntese de glicogênio. O corpo sempre se adapta!

Nesse caso, você só estaria dando mais trabalho para seu corpo, e esse trabalho tem um custo metabólico (por isso, algumas pessoas comem mais calorias em gordura e proteína e ainda emagrecem), ou seja, entendendo ou não a base teórica, você está fazendo algo certo. Todavia, se você é do outro extremo e acha que carboidratos não engordam, também está fazendo o certo. Nesse campo, uma coisa não anula a outra. Os macronutrientes dançam e se interconectam no nosso meio interno.

Então, o que vai dizer se você vai ganhar gordura ou massa magra? O que vai ditar primariamente é a soma das rotas metabólicas durante o dia. Você pode promover um influxo acentuado de aminoácidos em um determinado momento, mas, se o efluxo (no contraturno, por exemplo, por conta de uma dieta restritiva) for maior que o influxo no final do dia, teremos um saldo negativo e, consequentemente, catabolismo (de gorduras, de proteínas, de glicogênio). Isso deve ser aplicado, também, quando a intenção é perder gordura. Sabemos que a insulina promove a lipogênese (Guyton e Hall, 2006) e, por isso, algumas pessoas evitam estimular a insulina em *cutting*. Na verdade, o que muitos esquecem é que, mesmo havendo lipogênese em determinados períodos do dia, o que vai fazer diferença na redução de gordura corporal é se, no final do dia, você estimulou mais a lipólise do que a lipogênese, ou seja, em determinados períodos não faz diferença a própria lipogênese, desde que você esteja em *déficit* energético.

Vamos ver esse caso real de um cliente meu: o indivíduo, praticante de musculação há 15 anos, tem uma estrutura muscular muito "compacta" e me procurou para a manipulação de sua dieta. Não compete, mas tem uma postura de *bodybuilder* no sentido mais fiel da palavra (construtor do corpo), ou seja, não é um atleta, mas vive de uma maneira "atlética". Come certinho de 3 em 3 horas seu arroz integral, sua batata-doce e seu frango. Findado o treino, toma dextrose em lugar de maltodextrina (porque a maltodextrina é metabolizada mais lentamente, segundo o que lhe falaram um dia) com *whey*, BCAAs e mais glutamina (que no máximo fará com que a sua saúde intestinal esteja em dia) e não sabe por que não está crescendo mais.

Já na leitura inicial do seu caso, podemos encontrar alguns erros, mas o erro mais visível que ele deve estar cometendo é que seus ganhos estacionaram porque ele aumentou demais a sua massa magra, houve aumento da velocidade e número de enzimas (modificando a velocidade das suas reações celulares) e isso demanda preencher mais os músculos de glicogênio. Além disso, ele consome quantidades altíssimas de proteína, nutriente que aumenta mais ainda a necessidade de calorias para manter o basal, visto que a proteína é o macronutriente que mais aumenta o consumo calórico pós-prandial (o dispêndio calórico oriundo da digestão dos alimentos).

Quando falamos que o exercício acelera o metabolismo, estamos falando das inúmeras modificações fisiológicas que o treinamento promove (sejam as modificações crônicas ou agudas) e seria bem infame da minha parte dizer que sei a fórmula mágica da definição corporal ou da hipertrofia muscular. Faço questão de comentar isso para não parecer que estou agindo com leviandade perante os ótimos profissionais que trabalham nessa área. Desde o surgimento da dieta de Atkins e as dietas derivadas (South Beach, Ponto Z etc.), tem se polemizado muito a questão de carboidratos engordarem. Carboidratos não engordam. Proteínas não engordam. Gorduras não engordam. O que engorda realmente é um contexto calórico inadequado como um todo. Essas dietas promovem, sim, perda de peso. Por mais que os "anticetose" aleguem que é só massa muscular e água que perdemos, isso não é verídico.

Só que, mais uma vez, a importância do glicogênio passa despercebida e vou explicar o porquê. Nos primeiros momentos de uma dieta *zero carbo*, realmente perdemos massa magra e gordura, conforme as revistas "especializadas" no assunto dizem. Todavia, a vertiginosa perda de peso que todos experimentam é porque a depleção do glicogênio ocorre antes que haja considerável perda de gordura ou massa magra, pois a depleção de glicogênio pode estar completa em um prazo de 12 a 24 horas (Katch, Katch e McArdle, 2008), e a predominância dos corpos cetônicos como via metabólica demora mais tempo (Mahan e Escott-Stump, 2005). Ou seja, depletamos glicogênio antes de perder substancialmente massa muscular e gordura. Se o indivíduo, porém, for avaliar sua composição corporal no prazo de uma

semana de dieta cetogênica (seja por bioimpedância, antropo-
metria etc.), por exemplo, vai aparentar perda de massa magra
mesmo. No entanto, lembremos de que o glicogênio também
compõe a massa magra calculada e atrai água para a célula (e
água é 70% da célula muscular). Se você avaliar o indivíduo na
sexta-feira após a depleção e orientá-lo a consumir o máximo
que puder no fim de semana de carboidrato e sódio, vai veri-
ficar que, em dois dias, ele ganhou uma "massa magra" impossível
de ser adquirida nesse período. Entende como é importante saber
ler uma avaliação?

Embora o tema ainda seja controverso e inconclusivo,
tanto as dietas pobres como as ricas em carboidratos, desde
que em *déficit* energético, promovem perda satisfatória de gordura corporal. Gropper, Smith e Groff (2011) citam que o que
realmente faz diferença na dieta é a proteína, tendo em vista a
promoção de saciedade que ela apresenta, bem como o efeito
térmico desse macronutriente. Isso vai ao encontro dos estudos de Golay (1996) que verificaram perda de peso tanto nas
dietas com baixo carboidrato (15% do VET) ou alto (45% do
VET). Brinkworth et al. (2004) também avaliaram a perda
de peso em dois grupos ingerindo dietas hipocalóricas (uma de
baixo carboidrato e outra de alto carboidrato) por doze semanas, em indivíduos obesos. Segundo os autores, que mantiveram a mesma relação de calorias por quilo de peso, não houve
diferenças significativas de perda de peso entre os grupos. Apesar disso, o que sempre acontece nesses estudos que comparam
perda de peso com carboidrato alto ou gordura alta é os par-
ticipantes dos grupos *low-carb* relatarem uma saciedade melhor,

uma palatabilidade melhor. Trata-se de algo que, às vezes, pode cair conforme as oscilações da insulina, da grelina e da leptina, que discutimos anteriormente.

Valer-se do índice glicêmico (IG) como um otimizador do fornecimento de carboidrato, para ajustar o *timing* de sua ingestão, também é algo válido – e muito perceptível na vida fora dos livros, na prática clínica – quando se quer prover uma glicemia mais estável, a fim de manter a *performance* do indivíduo ou evitar a hipoglicemia de rebote que os carboidratos de alto índice glicêmico podem promover (pois isso também pode variar de indivíduo para indivíduo).

Alguns estudos têm demonstrado que o consumo de gordura não parece ser afetado pelo índice glicêmico da refeição precedente (Cocate et al., 2011). Talvez, indiretamente, seja algo interessante de se avaliar, visto que a hipoglicemia pode fazer você consumir carboidratos excedentes, na tentativa de restabelecer um quadro hipoglicêmico. Outros estudos, porém, como o de Thomas, Brotherhood e Brand (1991) em ciclistas, sugerem que alimentos de baixo índice glicêmico promovem maior oxidação de ácidos graxos no exercício e na manutenção de *performance*. Posteriormente, também em ciclistas, Febbraio e Stewart (1996) observaram o mesmo fenômeno: os atletas que tinha ingerido alimentos de baixo índice glicêmico obtiveram um "efeito poupador de glicogênio". Parece que há alguma contradição aqui, não é? (Ney, se decida, por favor!) Mas não há. Existem fatores que podem ser benéficos com a ingestão de alimentos de baixo IG (e que não serão abordados aqui), entretanto, nesse caso, o corpo humano só está dizendo: "Olha, quando você me dá glicose fácil, eu queimo menos gordura, pois prefiro queimar o que está vindo fácil do que nossa reserva vital". E nunca é demais lembrar: esse livro é um ensaio, uma provocação para o estudante ir atrás de mais.

4.3 Falando um pouco mais sobre insulina

Agora que vimos as bases fisiológicas e biomoleculares dos hormônios e seu potencial anabólico e lipogênico, em especial da insulina, creio que seja a hora certa para nos determos um pouco mais sobre esse hormônio, suas implicações práticas e as abordagens mais atuais que a Ciência faz dele.

Alguns nutricionistas (cada dia menos) dizem que o consumo de carboidratos engorda por simplesmente dizerem que engorda. Outros dizem que carboidratos não engordam, e outros mais dizem que o que faz que os carboidratos nos engordem é a secreção de insulina que promovem, por serem agentes lipogênicos em potencial.

É fato que os carboidratos estimulam a insulina. No entanto, é sabido, hoje, que aminoácidos (ingeridos de maneira isolada ou via hidrólise de proteínas dietéticas) promovem também impactos no estímulo da insulina, conforme veremos adiante.

Por mais que a insulina tenha atividade lipogênica, a ausência dela não assegura queima de gordura. Nem a secreção dela irá tornar um indivíduo obeso. O que falar dos habitantes de Okinawa, conhecidos como referência mundial em qualidade de vida, longevidade e IMC se a dieta deles é riquíssima em carboidratos, embora (bingo!) restrita em calorias e riquíssima em flavonoides e antioxidantes (Willcox et al., 2009)? O que tem tornado as pessoas obesas não é a insulina por si só. É, na verdade, a insulina descompensada, estimulada a cada 3 horas em dietas com 60% de carboidrato oriundo de *fake foods*, ou seja, comidas inofensivas sob rótulos de "grãos integrais saudáveis" que promovem uma descarga de insulina, e exorfinas, e fazem que o nosso corpo ancestral não entenda nada do que está acontecendo.

4.4 Ingerir muita proteína é perigoso mesmo?

Novamente, se a sua proteína irá se tornar músculo, gordura ou carboidrato, dependerá de muitos fatores (síntese de miostatina, níveis endógenos de hormônios anabólicos mais constantes que os catabólicos etc.), mas, em especial, do seu estoque de glicogênio. O aminoácido leucina, por exemplo, extremamente anabólico, é um ótimo recurso para o pós-exercício e sua conversão (embora de rara ocorrência) em ácido graxo já está bem elucidada na literatura. Embora seja algo metabolicamente desfavorável, aminoácidos podem se converter em gordura. Entretanto, se você ainda quiser argumentar que pessoas com dietas *zero carbo* emagrecem, eu lhe peço para considerar o gasto calórico para a digestão de proteínas. Se, no final do dia, esse gasto for superior à sua capacidade orgânica de converter aminoácidos em ácidos graxos, você vai emagrecer. Experimente aplicar uma dieta 90% de gordura, 10% de proteína, com 5.000 calorias a um homem sedentário, de 70 kg, para constatar rapidamente que proteína e gordura em uma dieta podem engordar, sim! Lembra-se do Sam Feltham que sugeri que o leitor pesquisasse? Pois é, ele ganhou gordura com dieta *low-carb* também (muito embora menos gordura do que com a dieta *high-carb*).

Há algo em nosso corpo, denominado *turnover* proteico, que nada mais é do que a constante reciclagem das proteínas em nosso organismo. Quando você treina (independentemente do esporte), está causando algum impacto no seu *turnover* de proteína. Utilizamos aminoácidos constantemente, às vezes, valendo-nos de carboidratos como no ciclo alanina-glicose, ou clivando uma molécula para transformá-la em outra, como na formação de duas moléculas de bicarbonato por meio de uma glutamina nas células renais (Guyton e Hall, 2006). Quando afirmamos que ingerir proteínas demais pode sobrecarregar o rim, estamos afirmando uma meia verdade. Oxalato de cálcio (metabólito do ácido ascórbico), sódio e proteínas em excesso é que podem sobrecarregar os rins.

Existem ocorrências prévias, como a elevação da taxa de filtração glomerular (TFG), que nos indicaria uma adaptação dos glomérulos diante de uma ingestão mais elevada de proteínas. Infelizmente, já ouvi profissionais da área acusando *whey protein* de sobrecarregar os rins, e garanto a eles que, se forem visitar um centro de hemodiálise, dificilmente alguma pessoa estará lá em razão da alta ingestão de *whey protein*. É uma pena que alguns poucos nutricionistas não saibam nada sobre *whey protein*. Isso denota que eles não souberam acompanhar a evolução da indústria de alimentos e suplementos que, por mérito da engenharia de alimentos, nos facilita a vida hoje.

Gosto sempre de citar o posicionamento da Sociedade Internacional de Nutrição Esportiva (International Society of Sports Nutrition), cujo documento afirma que: ingestões mais elevadas, como 2 g/kg de peso corporal de proteínas não só são seguras como necessárias para indivíduos que praticam exercícios cronicamente; ingestões mais elevadas (não exageradas) de proteína, além de não causarem danos renais, podem contribuir indiretamente com a saúde renal, promovendo maior saciedade, combatendo a obesidade, o diabetes e a hipertensão arterial sistêmica (HAS). As especulações de que o excesso de proteína causaria osteoporose por maior excreção de cálcio são infundadas e ainda não relacionadas a indivíduos saudáveis e praticantes de exercício físico. Ajustar o *timing* proteico (por exemplo, com proteínas de rápida absorção pós-treino) não só parece ser interessante para aumentar o rendimento físico, mas para a melhora da imunidade e recuperação orgânica geral (Campbell et al., 2007).

De qualquer forma, é preciso ser imparcial. Oliveira et al. (2009) compararam 1,8 g/kg/dia de proteína com 4 g/kg/dia em praticantes de treinamento com pesos, e não encontraram diferenças significativas no aumento de força ou de volume muscular. Gaine et al. (2007) não identificaram benefícios adicionais ao *turnover* proteico total com ingestões superiores a 1,8 g/kg/dia.

Já no que diz respeito ao baixo consumo proteico, ocasionando deficiência proteica, a literatura é mais clara. Segundo Douglas (2002), pode-se apresentar uma deficiência global de aminoácidos (carência proteica) ou uma deficiência de algum tipo de aminoácido específico (essencial, principalmente) e, em geral, a causa é dietética em ambos os casos. As manifestações se apresentam variadas e nem sempre características. Primeiramente, observa-se perda de peso ou crescimento lento em crianças, fácil fadiga, baixo rendimento físico, imunossupressão e convalescença ou regeneração muito lenta.

Apresentam-se, ainda, deficiências mais específicas: baixos níveis de proteínas plasmáticas (edemas e ascite), de hemoglobina (anemia), ou dano hepático, com infiltração gordurosa que eventualmente pode evoluir até a cirrose do fígado. Em casos graves, apresentam-se falhas periodontais por *deficit* de proteínas na formação do ligamento periodontal.

A lei, no entanto, é respeitar a "individualidade biológica" com todas as possíveis características que fazem de você uma pessoa única: predisposições genéticas, sexo, idade, nível de treinamento, aversões, preferências alimentares etc. Não que eu concorde com doses absurdas de proteínas (embora isso seja mais danoso ao seu bolso do que à sua saúde), mas a chave mesmo é o contexto global da dieta, a correta distribuição dos macronutrientes e o *timing* das refeições. Repito: quando os ganhos ficam estagnados e se a composição corporal for favorável (percentual de gordura não muito elevado), o ideal é aumentar a ingestão de carboidratos, pois está havendo um *turnover* desregulado de proteínas. Se você ainda não é um indivíduo bem-treinado (portanto, sem alta demanda e direcionamento de proteínas para síntese), deve estar havendo utilização de proteínas para outros fins. Há proteína cumprindo papel de carboidrato nessa história. Coloque carboidrato e resolva isso.

No caso da dietoterapia para *cutting*, sou a favor de doses moderadas (mas não exageradas) de proteínas, não só pela questão da preservação da massa magra, visto que colocar mais proteína só acarreta o aumento da oxidação dela para manter a homeostase (Katch, Katch e McArdle, 2008), mas, também, porque esse macronutriente promove aumento da termogênese na digestão e está envolvido com substâncias relacionadas à saciedade.

Em alguns estudos, com um leve aumento na ingestão proteica, mesmo que em dietas hipocalóricas com o intuito de perder peso, ocorre uma estabilização maior dos níveis de glicose no período pós-absortivo e dos picos de insulina pós-prandial, se comparados a dietas com baixa quantidade de proteínas e alto consumo de carboidratos (Layman et al., 2003). Como citei, manipulando alguns hormônios via dietoterapia, estamos manipulando as leis da termodinâmica, porque os macronutrientes impactam de formas diferentes na termogênese.

4.5 A ingestão de proteínas deve ser constante?

Outro ponto que carece de esclarecimento (e de mais estudos) é o fato de que, para prevenir a quebra de proteínas musculares, não podemos ficar muitos períodos sem ingerir proteínas. Eu me formei ouvindo que o corpo tinha um limite para absorver proteínas "30 g a 45 g de proteínas, no máximo, por refeição". Parecia um número mágico. Entretanto, eu tinha já certa base de fisiologia na graduação e pensava comigo "mas não faz sentido que seja igual para todo mundo". Ainda assim, eu não tinha argumentos suficientes para discutir. *Bodybuilders*, em geral, costumam fazer ingestão de proteínas a cada 2 a 3 horas, alegando que isso evitaria o catabolismo proteico e porque seu corpo tem um limite de gramagem de proteína que absorve por refeição. No entanto, novas pesquisas sugerem que é exatamente o oposto que acontece. O limite para absorver proteínas em uma refeição não existe, mas ficar colocando proteínas para dentro do seu corpo a cada 2 horas não gera aumento de síntese proteica, pois seu corpo ainda estaria "ocupado" terminando os processos de síntese proteica da refeição anterior.

Bohé et al. (2001) demonstraram que a síntese de proteína muscular permanece ativada até 2 horas após a infusão de aminoácidos essenciais. Estamos falando de infusão, ou seja, se levarmos em conta a digestão de uma refeição normal, isso levaria mais tempo ainda (pois há todo um processo prévio para que os aminoácidos essenciais cheguem à circulação sistêmica, como já vimos).

Arnal et al. (1999) afirmam que a ingestão de quantidades maiores e irregulares de proteína estimulam a síntese proteica com mais amplitude do que pequenas doses constantes de proteína, de forma que isso parece estar envolvido com a hiperaminoacidemia que uma refeição com altas quantidades de proteínas promove. Lembro que senti um certo alívio quando comecei a ler os artigos do Layne Norton. É alguém que tem mais acesso a experimentos do que eu e está conseguindo se intrometer nesses dogmas com base na teoria e na prática, como acho que todo profissional da área deveria fazer.

Atualmente, Layne Norton, em seus artigos e *blog* (*Biolayne*), tem mostrado o comportamento das proteínas no nível celular e identificado até períodos refratários em sua síntese. Embora ele não se atenha a explicar, o termo "período refratário" já existe na Neurobiologia. Tal conceito define o comportamento específico quando o nosso corpo não responde a um estímulo, por exemplo, em um segmento axonal de um motoneurônio, em que os canais de sódio voltagem-dependentes, mesmo recebendo a descarga elétrica (alteração do potencial de membrana), não responderão ao estímulo, porque o canal que promove o influxo de sódio está inativado (Alberts et al., 2011), "digerindo" ainda o estímulo anterior.

Em um recente estudo, Norton et al. (2009) verificaram que, mesmo após 3 horas depois do estímulo de síntese proteica, os níveis de aminoácidos séricos continuavam elevados no plasma. É como se a célula estivesse dizendo "não adianta entrar mais aminoácidos aqui, não consigo dar conta". Vale lembrar que abordamos os aspectos de interconversão de macronutrientes e alguns aminoácidos são glicogênicos; outros, cetogênicos; e aminoácidos sobrando são calorias sobrando. Calorias sobrando correspondem à gordura corporal adicionada.

E se isso estiver errado, você está desprezando a sabedoria empírica dos fisiculturistas? Não mesmo. Eu não disse que isso é certo e o que os mestres da mutação corporal fizeram por anos está errado. Quanta prepotência seria a minha desprezar as raízes do esporte que mais amo! O que eu disse é que, o que antes era dogma, hoje, pelo menos para mim, já não é. O próprio Arnold, em sua enciclopédia, sugere três grandes refeições por dia mais um ou dois *shakes* proteicos. Lembre-se, leitor, de que nem todo mundo vive do esporte. Sou um profissional. Sou nutricionista. Tenho a filosofia profissional de que *a minha dieta deve se adequar à vida das pessoas, e não a vida das pessoas se adequar à minha dieta*. Essa postura faz toda a diferença, porque preciso ter a visão um pouco mais ampla do que um *bodybuilder*. Se este deve ter domínio sobre as demais variáveis que contextualizam um corpo bem-esculpido, a variável que tenho na mão com o meu cliente é a dieta dele. Na maioria das vezes, é a única variável que ele pode gerir no momento (às vezes, não pode treinar porque está lesionado, ou não descansa como um *bodybuilder*, pois é um executivo ou trabalha em um lugar que o obriga a acordar cedo e dormir pouco etc.).

Partindo desse princípio, posso deixar claro para o meu cliente que ele vai ter síntese de proteína mesmo que a rotina dele permita fazer três grandes refeições mais uma decente pós-treino. Devo lembrar ainda que esporte de elite, seja qual for, envolve o uso de drogas. Não preciso ser hipócrita aqui e dizer que, no *bodybuilding*, as drogas são utilizadas com certo abuso "apenas na elite", pois sabemos que não. Não digo isso para criticar alguém, mas fato é que, com esteroides sintéticos em doses suprafisiológicas, talvez esse período refratário seja burlado, sobretudo quanto a nutrientes que alteram o influxo de aminoácidos para dentro da célula, como o hormônio peptídico insulina.

4.5.1 Indo um pouco além de Layne

Em um de seus artigos, Layne (Norton et al., 2009) afirma que parece que se estimularmos a insulina dentro de um período de 3 horas, os níveis de aminoácidos sanguíneos voltam a ficar reduzidos no plasma e poderíamos burlar o período refratário de síntese. O que ele está querendo dizer é o seguinte: existe período refratário e não adianta comer de 3 em 3 horas, já que os níveis séricos de aminoácidos continuam elevados até 3 vezes mais que a *baseline* sérica.

Se estimularmos a insulina, porém, esses aminoácidos entram na célula e percebemos níveis menores no sangue novamente (menos aminoácidos no sangue = influxo celular de aminoácidos). De uma maneira prática: você almoçou 100 g de proteína total (não confunda com gramas de alimento proteico, pois 100 g de frango possuem de 20 g a 23 g de proteínas totais). Dentro de um período de 3 horas, parte de todo o aminoácido circulante dessa proteína ingerida já teria adentrado na célula e você só precisaria de um novo micropulso insulinêmico para adentrar mais aminoácidos na célula. Isso soa legal: você não precisaria comer de 3 em 3 horas, poderia fazer três refeições proteicas e a cada 3 horas estimular a insulina comendo algum carboidrato. Isso explica, por exemplo, porque nem todas as refeições precisam conter proteínas.

No meu entender, estimular a insulina não precisa ser unicamente por meio da ingestão de carboidratos. Como vimos, alguns alimentos proteicos têm o índice insulinêmico mais elevado que alguns alimentos ricos em carboidratos. Isso porque os aminoácidos também estimulam a insulina (na verdade, bem mais do que se imaginava). A diferença é que o foco da insulina + carboidratos está relacionado ao diabetes e, realmente, a insulina é responsável por promover modificações na fisiologia celular para capacitar o influxo celular de glicose, conforme visto.

O enfoque insulina + aminoácidos nunca existiu, pois a hiperglicemia é *muito mais deletéria e sintomática* que a hiperaminoacidemia. Tendo isso como ponto de partida, estimular a insulina 3 horas depois apenas para quebrar o período refratário, conforme sugere Layne, daria no mesmo que comer de 3 em 3 horas, pois poderíamos tranquilamente comer proteínas + carboidratos de alto índice insulinêmico para estimular o influxo celular de aminoácidos e isso, na prática, seria comer um sanduíche com um derivado de leite (por exemplo, queijo *cottage*). Se pensarmos assim, ele realmente está falando o mesmo quando diz: "Consuma 3 grandes refeições e a cada 3 horas estimule a insulina" e "Coma de 3 em 3 horas", não é?

Devemos lembrar o que explanamos anteriormente: a insulina joga nutrientes para dentro da célula. Contudo, a nutrição só cumpre seu papel de verdade quando a célula usa o macronutriente com a mesma intenção para a qual ele foi ingerido. Jogar mais aminoácidos dentro da minha célula não significa que minha maquinaria celular dará conta de transformar esses aminoácidos em proteínas contráteis, pois existem muitos fatores que podem acelerar ou retardar minha síntese proteica. Dessa maneira, não ouso dizer que o que Layne está falando é errado. O que ele está fazendo, na verdade, é colocar um *zoom* em um determinado momento celular, ou seja, está vendo a ponta do *iceberg*. Isso não é uma crítica a ele, pois, na Ciência, a nossa tendência é ficarmos específicos demais e analisarmos as coisas isoladamente para contribuirmos cientificamente naquela etapa, naquela linha específica de estudos. O problema é quando o praticante lê as coisas isoladamente, não entende qual é a linha de estudo disso e acha que o crescimento muscular depende somente dessa etapa.

Um último ponto: sem querer polemizar demais, mas já sendo "advogado do diabo", como diria um amigo meu, se Layne relata que aminoácidos em excesso no sangue configuram baixa síntese de proteína, Delavier e Gundill (2009) citam que a hiperaminoacidemia configura alta síntese de proteína celular. Deixo essa para vocês refletirem...

O indivíduo que treina diariamente cria demanda celular nuclear para transcrição de RNAm, que será utilizado para a síntese que ocorre no repouso. A insulina vai jogar glicose para sintetizar glicogênio (e isso envolverá outros processos que outros cientistas estudam) e aminoácidos para sintetizar massa magra (conforme já foi bastante abordado aqui). O que temos de ter em mente é manipular, de modo adequado, as variáveis, para que a célula possa entender nosso recado. Não é preciso abarrotar a célula de proteína, mas criar demanda para essa proteína e protegê-la para não ser usada com outros fins.

Outro fator importante que não pode passar batido é que, quando há a ingestão excessiva de aminoácidos, o hormônio glucagon é ativado. Aprendemos a setorizar as coisas (como no ciclo do ácido cítrico, no qual achamos que ele é apenas catabólico) e esquecemos que o metabolismo não é setorizado. Aprendemos, também, que o glucagon é antagônico à insulina, porém, em uma refeição rica em aminoácidos (com carboidratos ou não), estimulamos a secreção tanto de glucagon quanto de insulina (Guyton e Hall, 2006) e, dessa forma, temos um estado de desaminação de aminoácidos (aproveitando-os como glicose), para que o corpo se abasteça de energia para uma possível escassez porvindoura.

Nosso metabolismo apresenta intrincados sistemas de regulação. Não vai adiantar muito forçar a barra. Se você ingerir proteínas em excesso, ele vai dar um fim nelas. Se ingerir carboidratos em excesso, ele vai dar um fim neles. E se ingerir lipídios em excesso, idem. Portanto, quando seu nutricionista fala que "calorias em excesso irão virar gordura", ele não está errado. Alguns profissionais gostam de trabalhar na linguagem de gramas. Outros, na linguagem de calorias. No entanto, em última análise, ambos estão falando a mesma coisa. Há, ainda, a linguagem entre os atletas, que o profissional deve aprender, caso queira trabalhar com eles. Aprendi muito quando orientei o atleta Fabricio Pacholok para que ele chegasse perto dos seus monstruosos 140 kg e tenho certeza de que, se eu não falasse a língua dele, não saberia interpretar o *feedback* na consulta. Lembro também que, em uma aula, citei uma conversa minha com o Mister Universo Emmanuel Martyres, quando ele falava: "Ney, tem que jogar mais carbo para puxar pra dentro". Perguntei se algum nutricionista entenderia a conversa. Ninguém entendeu, mas tenho certeza de que, quem é do *bodybuilding*, ao ler isso, entendeu o que ele quis dizer!

4.6 Gordura engorda?

É engraçado pensar que gordura engorda quando vemos as pessoas se fartando de pão (tanto faz branco ou integral), arroz (branco ou integral), polenta, batata e outras coisas de fácil acesso para a população em geral. As pessoas estão engordando porque estão absorvendo mais calorias do que gastando. Entretanto, quando digo "absorvendo" mais calorias do que gastando não significa ingerindo mais calorias do que gastando. É preciso lembrar que nosso balanço calórico oscila diariamente e que 500 calorias oriundas de brócolis têm um impacto hormonal diferente de 500 calorias de açúcar refinado no sangue. Sim, a termodinâmica é uma lei. É um sistema fechado. Contudo, nosso metabolismo não é um sistema fechado.

Gorduras, como pudemos ver, podem ser essenciais (precisamos provê-las ao organismo por meio da dieta) e não essenciais. Essenciais, mesmo, são poucas. São três grupos, praticamente, em meio a tantos tipos de gorduras que podemos obter da dieta. Iremos ver adiante que, tratando-se de gorduras essenciais, não precisamos de muito todos os dias. Vamos levar em conta que, sendo essenciais ou não, elas podem ser passíveis de conversão em energia, como qualquer gordura.

É ponderável lembrar que, assim como a gordura dietética pode ser essencial ou não, a gordura corporal também pode ser classificada como essencial ou não essencial. Maham e Escott--Stump (2005) classificam a gordura corporal como essencial e armazenada, de modo que a gordura realmente essencial (na bainha de mielina, na medula óssea, no baço, no fígado etc.), ou seja, aquela necessária para o funcionamento fisiológico normal, gira em torno de 3%. Ainda devemos levar em conta que a gordura armazenada também cumpre certo papel na homeostase (proteção térmica, proteção física etc.).

4.7 Outra maneira de calcular a Taxa Metabólica Basal (TMB)

Nem chegamos ao fim do livro, e imagino que já se faça necessário ter uma ideia de como equilibrar tudo isso que foi falado. Abandonar as refeições que são feitas de 3 em 3 horas? Ingerir mais ou menos proteínas que o normal? Primeiramente, quando falamos em nutrição e esportes, estamos envolvendo o fato de que algumas pessoas podem querer:

- perder gordura, e nesse grupo há os subgrupos: endomorfo, que queira perder gordura, necessitando da abordagem *x*; ectomorfo, que queira perder gordura, necessitando da abordagem *y*; mesomorfo, que queira perder gordura, necessitando da abordagem *z*. Levando em conta a individualidade biológica ao pé da letra, podemos pensar no endomorfo afro, no ectomorfo asiático ou no latino etc. e juntar mais algo que faz que tenhamos nossa individualidade biológica (que eu acharia mais pertinente chamar de individualidade psicossociobiológica);
- ganhar massa magra (mesmas variáveis anteriormente citadas devem ser consideradas);
- manter o peso e melhorar a *performance* (mesmas variáveis anteriores).

Entretanto, a minha cabeça dá um nó de verdade quando vem um ser humano querendo todas essas coisas (perder gordura + ganhar massa magra + aumentar a *performance*, que, às vezes, por exemplo, é aumentar a quilometragem por corrida semanal, ganhando massa magra e perdendo gordura).

Quando cito tudo isso, estou mostrando a complexidade de se acertar nos cálculos de uma pessoa. Às vezes, é melhor deixar o VET% de carboidratos a 40% para fulano e, para beltrano, a abordagem de 60% do VET% seja mais interessante. Nós, humanos, temos muitos pontos em comum, pois somos da mesma espécie e as variações dos nutrientes essenciais são pequenas. Uma vez acertado o essencial, as demais demandas energéticas podem ser manipuladas de acordo com objetivo/periodização e demais fatores.

No que concerne à ingestão de carboidratos, por exemplo, garanta primeiramente o suprimento adequado para a síntese de glicogênio (que pode variar de 0,7% a 1% do peso de massa muscular, e isso está sujeito à fase de treinamento também, para mais ou para menos). Portanto, para facilitar o cálculo, tomemos como exemplo o clássico indivíduo de 70 kg sempre citado nos livros. Você verificou que esse indivíduo tem 40 kg de massa muscular (separar isso da massa magra que inclui ossos, peso residual etc.). Como esse indivíduo está na sua primeira consulta (portanto, ainda não sei o seu limiar de síntese de glicogênio), vamos começar por baixo, calculando 0,7% do peso muscular dele. Assim:

40 kg de massa muscular x 0,7% = 280 g de carboidrato por dia para o glicogênio muscular

Devemos considerar ainda o glicogênio hepático, que ocupa aproximadamente 4% do fígado. De forma que o peso médio de um fígado adulto é de 1,3 kg, variando alguns gramas, podemos, então, calcular 4% de 1,3 kg:

1,3 kg do fígado x 4% = 52 g de carboidrato por dia para o glicogênio hepático

---

Como total, esse indivíduo deveria ingerir por dia (só para manter os estoques de glicogênio), 332 g de carboidrato:

---

280 g (glicogênio muscular) + 52 g (glicogênio hepático) = 332 g de carboidrato.

Lembremos que cada grama de carboidrato corresponde a 4 calorias:

---

332 g x 4 = 1.328 calorias de carboidratos para o glicogênio.

Estou hipotetizando essa gramagem de carboidrato em um indivíduo cujos biótipo, fator de atividade, entre outros, já foram identificados em anamnese prévia. Com certeza não reflete a quantidade total de carboidratos de que ele precisa, pois, se trabalharmos sempre com a quantidade mínima de glicogênio do indivíduo, aos poucos o glicogênio dele vai se esgotando, porque há momentos como o exercício e o sono em que o gasto é maior do que a reposição. Por isso, gostaria de deixar claro que essa é a quantidade basal de carboidrato desse indivíduo. O cálculo total desse indivíduo deveria levar em conta todos os fatores abordados em consulta. Quando digo que se o carboidrato vai engordar ou não é por esse motivo. Se ele conseguir aumentar esse 0,7% para 1,3%, por exemplo, teremos mais carboidratos sendo direcionados para as necessidades próprias dos músculos, pois, como citei, autores da fisiologia do exercício asseveram que alguns atletas chegam a comportar 15 g de carboidrato por quilograma de peso, sem haver conversão em tecido adiposo.

Para calcular a quantidade de proteínas totais, como vimos, precisamos, antes de tudo, garantir os aminoácidos essenciais, mas sempre lembrando de que o destino que os aminoácidos têm depende do contexto dietético, porque este vai influenciar no momento metabólico individual. Um contexto dietético inadequado, ou seja, carência de algum macronutriente, pode fazer que os aminoácidos desempenhem outras funções que não a síntese de proteína.

Levando em conta as referências citadas em capítulos prévios, nosso modelo adulto de 70 kg precisaria de 8,4 g por dia de aminoácidos essenciais (lembrando que as outras variáveis já estariam calculadas, e temos certeza de que esses 8,4 g irão para a síntese de proteína). No entanto, se faz necessário lembrar que indivíduos que treinam apresentam uma demanda maior. Por isso, vamos dobrar as necessidades e arredondar para 17 g por dia de aminoácidos essenciais (assim como dobramos de 1 g para 2 g/kg de proteína por dia). Assim, teríamos de quantidade basal para um indivíduo de 70 kg e 1,75 m as seguintes necessidades básicas:

Carboidratos: 332 g (1.328 calorias)
Aminoácidos essenciais: 17 g (68 calorias)
Total parcial: 1.396 calorias por dia

Finalizando os cálculos básicos (da quantidade essencial) dos macronutrientes, temos o último macronutriente: a gordura. Nesse caso, calcularemos 0,5% da TMB de ômega-3 e 1% da TMB de ômega-6, para mantermos a correta relação entre um e outro:

Ômega-3: 1.396 x 0,5% = 6,98 ou 7 calorias (arredondando)
Ômega-6: 1.396 x 1% = 13,9 ou 14 calorias (arredondando)

Como cada grama de gordura tem 9 calorias, calculando isso em gramas, temos:

Ômega-3: 7 calorias ≈ 0,7 g por dia
Ômega-6: 14 calorias ≈ 1,5 g por dia

Dessa forma, somando todas as calorias, temos:

Aminoácidos essenciais: 68 calorias
Carboidratos: 1.328 calorias
Gorduras essenciais: 21 calorias
TOTAL: 1.417 calorias por dia

Cabe aqui lembrar que temos as necessidades básicas, e garantir apenas a ingestão mínima dos aminoácidos e das gorduras essenciais é algo perigoso, porque:

- haverá mínima, ou quase nenhuma, contribuição de carboidratos para a síntese de aminoácidos não essenciais, visto que estamos ofertando o mínimo de glicose para a ressíntese de glicogênio;
- a ingestão de gordura nessa quantidade seria um desperdício de ácidos graxos essenciais, pois, hipoteticamente, entrariam como contribuintes de alguma energia basal.

Não há, portanto, uma "sobra" para os intercâmbios metabólicos dos macronutrientes se estes forem oferecidos apenas na sua quantidade mínima. Deixando claro que uma dieta *não pode ser baseada nesses cálculos mínimos*, para calcular as demais necessidades energéticas de um indivíduo, temos de calcular a gramagem de proteína total por quilo de peso corporal, bem como a dos demais macronutrientes. Embora nossas necessidades básicas variem muito pouco, porquanto somos da mesma espécie, nossos cálculos totais variam muito de pessoa para pessoa, pois isso é determinado pelo sexo, pela idade, pelo perfil hormonal verificado em exames, pelo estilo de vida, pelo estresse etc. Caso passasse aqui alguma fórmula geral para "hipertrofiar" ou para "secar", eu estaria, como falei, sendo injusto com meus colegas nutricionistas que calculam com atenção as necessidades de seus clientes e seria, como os autores de dietas que tentam colocar todo mundo na mesma caixa, uma pessoa que despreza algo que nos faz tão diferentes uns dos outros: a individualidade psicossociofisiológica!

4.8 Fracionando refeições

É sempre prudente afirmar que não estou ensinando nenhuma fórmula pronta e tentando encaixar a todos no meu método, na minha abordagem. Por isso, não vou colocar quantidades dos macronutrientes e dos alimentos, pois essas quantidades devem ser definidas pelo profissional e pelo paciente em consulta. No entanto, creio que se faça necessário ilustrar neste capítulo o que foi dito até agora neste livro.

Como visto previamente, uma das variáveis a se manipular na elaboração da dieta é a quantidade de alimento. Essa variável influencia muito na aderência do paciente, pois está envolvida com a saciedade e os mecanismos que envolvem a secreção de substâncias, quando o estômago está vazio ou não.

Quando se busca a máxima aderência do paciente no acompanhamento, precisamos entrar no mundo dele. Por isso, para arquitetar primeiramente a dieta, é preciso deixar de lado um pouco como a literatura nos instrui a distribuir o percentual das calorias entre as refeições e entender os horários mais importantes de alimentação do paciente, porque, muitas vezes, alimentar-se é mais do que simplesmente colocar alimento na boca. Fazer uma refeição não significa somente nutrir-se ou transformar comida em números, como bem vimos aqui. O alimentar-se pode significar também confraternizar, relaxar, socializar etc. Fico reticente quando um livro aponta a divisão do percentual calórico nas refeições. Estamos, muitas vezes, "metendo o bedelho" em algo muito particular (que talvez a maioria de nós nem se deu conta ainda) que é a nutrição. Depois do choro, a primeira coisa que fazemos ao nascer é colocar a boca no seio da nossa mãe e nos nutrir, por isso, temos desde cedo impregnados em nosso psiquismo um *link* forte entre comer = conforto, comer = prazer, privação de comer = privar-se de felicidade. Pense nisso!

Voltando à distribuição dos macronutrientes, a maioria de nós, nutricionistas, aprendeu uma divisão mais ou menos assim:

Desjejum: 15% das calorias diárias
Lanche: 10% das calorias diárias
Almoço: 25% das calorias diárias
Lanche: 10% das calorias diárias
Janta: 25% das calorias diárias
Ceia: 15% das calorias diárias

Assim como o paladar muda de pessoa para pessoa, o ciclo fome-saciedade também é diferente. Vou dizer o porquê. Algumas pessoas têm um estilo de vida em que "a hora do *rush*" começa cedo, ou seja, elas acordam, tomam uma boa xícara de café e em meia hora a adrenalina (hormônio anorexígeno) circulante já está alta. Elas precisam sair correndo de casa (seja porque seus hábitos noturnos não as deixam acordar mais cedo, seja porque precisam pegar o ônibus correndo, ou qualquer outra coisa que pertença à rotina do paciente – e que não nos diz respeito).

Dessa forma, esse indivíduo dificilmente vai fazer do café o famoso "banquete de rei". É provável que até faça em alguns dias, se você pedir, mas como ele gosta de ficar até mais tarde acordado, o cérebro vai utilizar uma boa quantidade de glicose durante a noite, e ele vai querer comer à noite e durante o dia (pelos fatores bioquímicos, psíquicos, sociais). Ele não vai poder acordar comendo seus 25% de calorias totais, você vai ouvi--lo reclamando de fome um bom tempo. Não que a fome seja totalmente evitável em dietas de restrição calórica, mas lembro aqui ao leitor que não estou falando apenas de restrição calórica, devemos considerar que, às vezes, temos que descobrir horários em que o paciente sente mais fome para ampliar sua resposta de ganho de peso.

Gosto de citar exemplos e, nesse caso, não preciso ir muito longe. Entre as várias experiências dietéticas que fiz comigo mesmo, vou citar aqui uma delas, a da minha preparação para o The Big Champion Bodybuilding, um dos campeonatos mais tradicionais de Curitiba e no qual fiquei em segundo lugar (perdendo apenas para meu grande amigo Jefferson "Goiaba"). Não gosto de comer muito pela manhã, acordo sem fome e curto ficar vendo televisão à noite. Dessa maneira, vou aumentando ao longo do dia o percentual calórico das refeições. Na minha preparação, dividi as calorias da seguinte maneira:

- *Desjejum*: 5% — uma dose de *whey*, geralmente, apenas para fazer a quebra do jejum.
- *Almoço*: 25% — explico que não fazia lanche da manhã e jogava as suas calorias (15%) para a noite.
- *Pré-treino*: 15% — o farelo de aveia, a linhaça e a fibra de trigo ocupavam grande parte desse percentual, e, além disso, a refeição era fibrosa, com bom equilíbrio entre

fibras solúveis e insolúveis, de modo que esses 15% pareciam encher meu estômago mais que os 25% do almoço.

- *Pós-treino*: 15% — era o básico da suplementação pós--treino.

- *Ceia*: 40% — eu me enchia de clara de ovo cozida e brócolis (dois alimentos muito volumosos e com pouca caloria). Para fazer 20% das calorias, era um sacrifício. Terminava comendo algum chocolate, pudim ou sorvete para fechar os 40%, e dormia feliz. Resultado: entrei 4 kg mais pesado que no meu primeiro campeonato (que tinha sido um mês antes), e fiquei em uma colocação melhor, subindo no palco maior e mais "seco" (Figura 4.1).

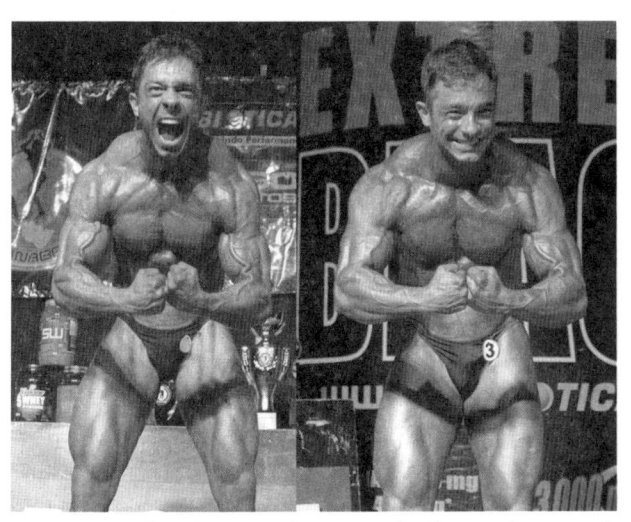

FIGURA 4.1 – Na foto da esquerda estava 4 kg "menor" que na foto da direita.

Mas, espere um pouco. Como assim? Chocolate antes de dormir? Antes de dormir, 40% do VET? Se coloquei (pelo menos) 2.000 calorias por dia, isso significa que comi quase 1.000 calorias e fui dormir. Só que comer e dormir não nos leva a engordar? E ainda mais esse volume de calorias?

Como não engordei e, em vez disso, diminuí meu percentual de gordura? Bom, não foi por acaso que este capítulo não foi o primeiro do livro, e sim o quarto. O que aconteceu? Lembremo-nos da base teórica: fiquei o dia inteiro com o glicogênio "vazio". Trabalhei, estudei, exercitei-me com o glicogênio (reserva de carboidratos nos músculos) baixo. Naturalmente, meus músculos já estariam à noite como uma esponja, querendo absorver todo o carboidrato que entrasse. Para piorar (melhorar) essa condição (pois quanto mais glicogênio sintetizo, menos carboidrato converto em gordura), eu treinava no período noturno. Tinha criado demanda prévia ainda no treino, e os 40% das calorias à noite não teriam outro rumo metabólico senão a recuperação muscular (não iriam sobrar para virar gordura). Importante lembrar que eu não extrapolava meu limiar calórico.

Outro caso interessante foi o de um cliente meu, que gostava muito de comer. Na verdade, percebi que ele gostava mesmo era do momento de sentar com a família, reunir-se com os seus filhos e comer. Ele era um cara de sorte, pois conseguia almoçar em casa (algo muito difícil nos dias de hoje em cidade grande) e aproveitava esses momentos para estar com os familiares, ou seja, gostava de demorar-se à mesa. Ele me dizia mais ou menos assim: "Ney, nem precisa colocar esses lanches no meio da manhã e da tarde, pois não tenho tempo de comer e não faço questão de usar calorias nesse horário. Se você vier com essas manias de nutricionistas de me encher de fruta na dieta, tudo bem, mas que seja na hora de comer em casa". Por isso, dividi a dieta dele de um jeito bem minimalista:

Desjejum: 25%
Almoço: 25%
Pós-treino: 10%
Ceia: 40%

Eu reabastecia o glicogênio dele em três horários específicos (desjejum, almoço e ceia) e, se ele fosse sedentário, claro que os níveis de glicogênio seriam menores, portanto, a quantidade de calorias seria menor (e não o percentual) e eu somente excluiria a refeição pós-treino, de modo que o resto permaneceria igual.

Lembro-me também de uma divisão peculiar que fiz para um cliente que estava se preparando para o IronMan. Ele é médico e começa a atender às 10 horas da manhã em seu consultório, e, à noite, dá aulas na universidade. Portanto, o único horário que ele tinha para treinar era pela manhã antes de começar sua rotina profissional. Outro aspecto frequentemente esquecido em clínica é o tempo que uma pessoa dorme. Na ficha de anamnese que entrego para o paciente antes da pri-meira consulta, procuro demonstrar o quanto me importo com o tempo que ele passa dormindo. O paciente em questão deixou bem claro para mim na primeira consulta: "Ney, preciso dormir no mínimo oito horas por dia, senão não rendo no treino". Imagino que seja pela rotina de treino (afinal, preparar-se para um triatlo do nível do IronMan acarreta um bom desgaste físico) e profissional também (além da sua rotina em seu consultório e universidade, ele faz um plantão de 24 horas por semana – e no dia seguinte ao plantão, ele, obviamente, não consegue treinar).

Lembro-me claramente que meu pensamento no outro lado da mesa era o seguinte: "Bom, ele precisa dormir o máximo que puder, então vou ter de fazer um café da manhã rápido para que ele não precise acordar 2 horas ou 90 minutos antes – interrompendo o sono – para se alimentar. Como, no geral, ele treina duas horas por dia – intercalando corrida + natação ou corrida + bicicleta, ou duas horas de uma modalidade apenas – preciso que ele esteja com o glicogênio cheio. Só que, 8 horas dormindo, considerando seu metabolismo acelerado, causa um impacto muito grande no seu estoque de glicogênio, deixando-o levemente reduzido". A solução que encontrei foi a seguinte:

Desjejum: 10%
Pós-treino: 20%
Almoço: 15%
Lanche: 10%
Janta: 15%
Ceia: 30%

Comecei o dia com um aporte calórico baixo, para que ele pudesse comer meia hora antes do treino e, em razão do baixo volume calórico, seu esvaziamento gástrico não teria a lentidão de um café carregado de carboidratos. Como, após o treino, os transportadores de carboidratos se encontram mais sensíveis, e podemos estimular a insulina para ampliar a resposta de síntese de glicogênio, eu aproveitava esse horário para fazer ele consumir mais calorias. Durante o dia, eu ia colocando um percentual de calorias que não era suficiente para repletar o glicogênio dele, mas conseguia mantê-lo. A supercompensação mesmo eu fazia à noite, que era quando ele consumia mais calorias e eu o deixava com uma refeição rica em carboidratos.

Por mais que alguém possa argumentar que a insulina é antagônica ao GH e que, se estimularmos a insulina à noite, teríamos um pico reduzido de GH, não vejo por que priorizar o GH nesse caso, pois não se trata de um esporte estético, e sim de *performance*. Não quero ampliar o GH noturno dele, pois ele não quer perder gordura. Ele quer começar "no gás" pela manhã.

Dessa forma, creio que estou adaptando a minha dieta ao meu cliente (e não adaptando o meu cliente à minha dieta). Entretanto, conforme já expliquei, cada caso é um caso, e vez ou outra temos de ter uma postura mais impositiva para o próprio bem do paciente. É preciso estar aberto a "negociar" com ele. Jamais impor. O conselho que eu daria seria sugerir e fazer que ele próprio visse que, ao abrir mão dos hábitos deletérios, tudo ficaria melhor. O melhor do acompanhamento é quando o próprio paciente fica ciente da sua progressão e não passa apenas a melhorar os aspectos estéticos, mas também os níveis de açúcar no sangue, as articulações, a imunidade, o trânsito intestinal e todos os demais sistemas do corpo.

Todavia, se eu adotasse uma medida mais autoritária em minhas prescrições (impusesse ao paciente o que realmente acho que deveria ser), eu faria a seguinte divisão de refeições e macronutrientes:

Desjejum
Almoço
Janta
Pós-treino, nos dias que ele treinar
Um lanche "avulso", quando ele sentisse fome

O percentual de calorias pouco importa, e eu modularia de acordo com o ciclo fome-saciedade do paciente. Proporia apenas três grandes refeições e um pós-treino para os dias de treino, como sinalizador biomolecular, e os demais dias deixaria apenas com três refeições. Claro que colocar nesse molde um indivíduo que come de 3 em 3 horas é complicado, por isso, quando vejo abertura do paciente, faço ainda uma dieta de transição, mais ou menos assim:

Desjejum
Almoço
Janta
Pós-treino
Lanche coringa: deixar um lanche para um horário de *gap* maior, no qual o paciente tem fome, ou no meio da manhã ou no pré--treino (caso treine ao entardecer) etc.

CAPÍTULO 5

SUPLEMENTAÇÃO, A CEREJINHA DO BOLO

5.1 Suplementação avançada, mais simples do que você pensa!

Antes de escrever este capítulo, coloquei-me no lugar de cada colega nutricionista e o quanto cada um, por muitas vezes, é calmo com seus pacientes que chegam até nossos consultórios com inúmeros suplementos e querem que todos sejam colocados na dietoterapia já no primeiro mês de acompanhamento. Imagino, agora, o quanto posso dar voz aos meus colegas nutricionistas que estão ávidos por ler algo fresco sobre suplementação, mas estão cansados de receber pessoas que esperam milagres de suplementos. Se anabolizantes sintéticos não fazem milagres, que dirá simples alimentos que, por meio do trabalho espetacular de engenheiros de alimentos, foram transformados em pó. É bem complicado hoje, e nos sentimos nadando contra a correnteza.

As indústrias de suplementação investem muito em *marketing*. Exibem para você físicos monstruosos, simétricos, secos em um pote bonito de suplementos, dizendo que é o segredo dos campeões. Nada contra essa atitude das marcas de suplementos, mas o consumidor incauto, que é um clássico ectomorfo e precisa, antes de tudo, de um belo reajuste calórico-macronutricional, vai lá, paga 200 reais em um pote de glutamina e acha absurdo pagar 200 reais na consulta com um(a) nutricionista esportivo(a). Às vezes, acho que as pessoas que têm essa postura realmente merecem ser enganadas pelas propagandas, porque estão cegas atrás do mais rápido, do mais fácil. Algumas marcas ainda desprezam todo o histórico de dietas, treinos e ciclos dos atletas e fisgam um novo cliente com "descobrimos o segredo de Fulano de Tal". Se eu não trabalhasse instruindo esses desenganados consumidores, acharia cômico. Só que não é, pois alguns deles realmente são iludidos.

Certa vez, postei em uma rede social algo como "Suplemento não faz milagre; dieta faz"; achei que ninguém ia concordar, e todo mundo concordou. As pessoas estão dando mais importância para a dieta. Acho isso sensacional! Sempre brinco com alguns clientes que me dão liberdade e se decepcionam ao verem que não entupi a dieta deles de suplementos: "Procure ver o lado bom disso. Primeiro que, quem gasta com nutricionista economiza em suplementos; e outra, você tem para quem reclamar se a dieta não der certo... Se o suplemento não der certo, você no máximo vai deixar uma reclamação no SAC da marca que comprou", ou ainda: "Já pensou se na época do Arnold houvesse esse amido de milho caríssimo?".

Surgem novidades todos os dias e, nós, nutricionistas, nos ferramos e passamos ainda por caretas. Não sou contra o uso de suplementos, aliás, sou muito a favor deles. Sou a favor de *NAN* para crianças, *Toddy* para adolescentes e *whey protein* para praticantes de exercícios físicos. Todos esses suplementos, na hora certa, têm o seu papel e a sua importância. Não quero parecer careta como os nutricionistas formados há muitos anos, em épocas nas quais nem existiam suplementos alimentares, de modo que eles, para não admitirem que são leigos no assunto, dizem que "não existem evidências científicas que comprovem a eficácia de suplementos alimentares". Bom, vou começar dizendo que nas páginas que se seguirão vou bombardeá-los de estudos científicos de revistas conceituadas. Se não acessam frequentemente o *Pubmed*, o problema não é mais meu.

Desculpe-me se destoei do ar imparcial que devo ter, mas não posso admitir que o trabalho de farmacêuticos, engenheiros de alimentos, biólogos, educadores físicos, médicos e nutricionistas bem-intencionados e comprometidos com a ciência seja simplesmente ignorado por essas pessoas que acham que não existe ainda evidência científica de que suplementos não são benéficos à saúde. Vou mudar o tom da afirmação então. Esqueçamos o fato de que existem suplementos, mencionemos que proteínas de assimilação rápida são interessantes no pós-treino, e proteínas de assimilação lenta são anticatabólicas antes de dormir. As proteínas de lenta assimilação podemos, sim, conseguir com os alimentos. Só que, infelizmente, proteínas de rápida assimilação só conseguimos por meio de suplementos.

Entendo o que virou a indústria da suplementação alimentar. Existem pessoas se aproveitando do momento histórico *wellness* que estamos passando para ganhar muito gastando pouco. Praticante de exercício (mais especificamente aspirante a *bodybuilder* que não tem nem um ano de academia, mas quer competir), saiba que existem pessoas ganhando muito, muito mesmo pela sua busca desenfreada pelo corpo perfeito no prazo mais curto de tempo. Ao juntarmos o *marketing* e a preguiça de pesquisar de alguns profissionais, haverá gente aos montes tomando 5 g de glutamina pós-treino para "evitar o catabolismo" ou pagando 100 reais em um pote de amido de milho! Cabe aqui citarmos, ainda, o trabalho na internet do Felix Bonfim que, por mais que existam pessoas contra tudo que ele tem feito, é fato que as marcas se tornaram mais cautelosas quanto à idoneidade do que elas colocam no mercado e o trabalho do Felix é impar. Ninguém colocou a cara a tapa assim antes.

Entretanto, quem paga mesmo o pato somos nós, profissionais que buscam separar o joio do trigo. Quando surgiu o óleo de coco como emagrecedor, foi uma febre. Muitos nutricionistas, para agradar a clientes, prescreviam o óleo, até surgirem evidências bem-embasadas de que o ácido láurico e, sobretudo, o palmítico, contidos no óleo de coco, descompensam os lipídios séricos, por meio do aumento do colesterol ruim LDL (Denke e Grundy, 1992). E o famoso óleo de cártamo? Começou com o ácido linoleico conjugado (CLA, na sigla em inglês) da marca de suplementos EAS e com o Bill Phillips (do *Body for Life*). Houve pesquisas favoráveis financiadas sobre o óleo, mas atualmente sabemos que ele tem um efeito negativo na glicemia, diminuindo a sensibilidade insulínica e aumentando a glicemia em jejum (em comparação com pessoas não suplementadas, 6,3%; $P < 0,05$) (Moloney et al., 2004). Não adianta. Todos os dias vão surgir novidades, porque ainda existem pessoas que querem o bônus sem o ônus. Querem o corpo perfeito sem fazer dieta, sem passar mal nos treinos, sem cuidar da ingestão de fibras ou hidratar-se corretamente etc.

Não sou chato com suplementos. Procuro o caminho do meio. Não sou contra eles, mas não fico maravilhado com um pote colorido, cujo rótulo traz escrita a expressão inglesa *anabolic muscle power* etc. (e pior: de marca brasileira, o que me deixa admirado, pois parece que usar o inglês torna a coisa mais *power*). Só querem lucrar absurdamente com isso. É mais provável que o acionista por detrás dessa grande marca esteja de terno e gravata e com sobrepeso do que puxando ferro, não acha? Você também não acha que o vendedor de suplemento não sofre pressão do dono da loja onde trabalha para "vender esse *whey* que tá parado"? Estão lucrando com o seu ego, meu amigo, e você precisa abrir sua mente agora para não deixar os outros criarem mais necessidades do que você realmente tem quando treina.

Geralmente, ao final de alguma aula ou palestra, os estudantes de Nutrição, em uma atitude compreensível de desabafo, dirigem-se a mim reclamando que ficaram sabendo que o professor da academia estava instruindo alunos sobre como tomar suplementos e que, se ele não era formado em Nutrição, não deveria fazer isso. Costumo explicar para eles que não devemos ficar irritados com isso de maneira alguma. Primeiro, porque ninguém é proibido de dar dicas sobre qualquer produto, seja alimentício ou não. Você, por exemplo, não precisa ser nutricionista para sugerir que se tome achocolatado. Também devemos lembrar que esses profissionais nos fazem um grande favor. Acho que os novos "nutris" nem imaginam o favor que os professores de Educação Física fazem quando instruem alunos. Sabe por quê? Porque eles foram as pessoas que popularizaram o uso de suplementos. Enquanto havia uma nutricionista ortodoxo contra todo e qualquer tipo de suplementos (e desse tipo de profissional ainda existe), o professor de educação física tratava isso com mais naturalidade.

Imaginemos um aluno que quer tomar suplemento. Ele sabe (ou sabia, há uns anos) que, se fosse ao nutricionista, este, das duas, uma: ou não saberia nada sobre o produto, ou seria contra o uso dele (justamente por não saber nada sobre ele). De repente, vinha o professor da academia e falava: "Olha, não é bem assim, veja que isso aqui é um *alimento em pó*. Olha, tem vitaminas como no seu cereal matinal, tem leite em pó...". Hoje devemos assumir uma postura de gratidão perante essas pessoas que popularizaram o conhecimento acerca da suplementação nutricional. Prescrições dietéticas são outros quinhentos. Se você sabe de um professor de academia que está prescrevendo dietas, você deve, sim, ser contra tal atitude. Não só porque é ilegal. Ele até pode ter capacidade para fazer isso, mas o fato é que nutrir uma pessoa envolve questões psicológicas, sociológicas e biológicas. Entender a nutrição como um simples cálculo de calorias e macronutrientes é a visão mais pobre que uma pessoa pode ter dessa maravilhosa ciência.

Vamos voltar a falar do papel não fundamental, mas diferencial, dos suplementos alimentares e como eles podem nos ajudar. Vou ser minimalista na abordagem dos suplementos neste livro. Graças a Deus, não faltam livros e assuntos abordando o assunto. Escolhi, então, as proteínas do soro do leite (*whey protein*) pelo amplo espectro em que podem ser aplicadas, pela alta popularidade, pelo longo tempo nas prateleiras (mais de dez anos), e fiz questão de explicar cada passo da sua produção, cada vírgula para que o profissional que ainda não olhou para esse suplemento, agora, possa olhá-lo. Escolhi, também, a glutamina, por ser mais dispensável em minha opinião. Dessa forma, coloquei o "melhor" e o "pior" – lembrando que cada caso é um caso. Falarei algo a respeito do período pós-treino também, muito embora, o que será dito merecia várias horas. Muitos praticantes buscam no suplemento um atalho. Uma maneira de burlar as leis da física e da bioquímica que regem a nossa organização celular. No entanto, nunca é demais lembrar que a velocidade é sempre menos importante que a direção. Se a direção for anabólica, a construção de um físico bonito, condicionado, saudável, forte e harmonioso é só uma questão de tempo!

5.2 Proteínas do soro do leite (*whey protein*)

Chi vuol viver sano e lesto, beve scotta e cena presto.
(Quem quiser viver sadio e saudável, beba soro do leite e jante cedo).
Dito popular

Allevato com la scotta, il dottori é in bancarrota.
(Se todos ingerissem soro do leite, os médicos iriam à falência).
Hipócrates – Grécia, 460 a.C.

Este assunto inteiro dedico aos nutricionistas, educadores físicos e médicos mal-informados que não conseguiram acompanhar a evolução da alimentação e cometem o absurdo de confundir proteína em pó do soro do leite (é diferente de chamar de *whey protein*, não é?) com esteroides anabolizantes. Peço cordialmente que se atualizem e, se a humildade lhes permitir, leiam isto do começo ao fim para entenderem por que fiz um levantamento buscando a origem do seu consumo, seu processo de industrialização, finalizando com suas propriedades funcionais e ergogênicas.

Propositalmente, vou deixar o tópico *5.2.4 Soro do leite e exercício físico* apenas como uma parte da descrição sobre o soro do leite (*whey protein*), para enfatizar que muitos públicos (gestantes, idosos, crianças) podem se beneficiar desse tipo de suplemento (para você que leu "crianças" com certo receio, sugiro ler a composição da fórmula infantil que seu filho tem consumido: é possível que encontre soro do leite nela).

O soro do leite é a parte aquosa remanescente do processo de fabricação do queijo. Consumido pelos holandeses desde o século XVIII, era considerado pelos camponeses um alimento que propiciava boa estatura, saúde e força. Os aldeões e montanheses da Bretanha, Normandia e regiões rurais flamencas bebiam diariamente o soro do leite de vaca, de cabra e de ovelha, pois era um subproduto do processo de fabricação de queijo e de manteiga (Flandrin e Montanari, 1998).

Com base nos estudos atuais, sabemos, hoje, que os povos antigos tinham suas razões para consumir tal alimento, pois a ciência atual demonstra claramente suas propriedades distintas das demais fontes proteicas, sendo considerado um alimento funcional e um recurso ergogênico (Salzano Jr., 2002).

Enfatizamos que o soro do leite fabricado e comercializado hoje e que tem grande importância comercial e industrial tem sua origem restrita ao leite bovino.

5.2.1 Características físico-químicas do soro do leite

As proteínas não desnaturadas e solúveis do soro do leite são extraídas da porção aquosa do leite, oriundas do processo de fabricação do queijo. O queijo é um gel macio, formado pela coagulação enzimática da caseína ou pelo uso do ácido lático (no qual o substrato para a sua formação é a lactose), que sofre alterações pelos microrganismos presentes no leite; e 1 kg de queijo produzido pode resultar em aproximadamente 9 kg de soro do leite (base úmida) (Haraguchi, Abreu e Paula, 2006; Salzano Jr., 2002).

Compondo aproximadamente 20% das proteínas totais presentes no leite bovino, o soro do leite tem elevado valor biológico e ótima aceitação gástrica. Em virtude de sua conformação globular, que contém algumas pontes dissulfeto, as proteínas presentes no soro do leite são caracterizadas pelo seu alto grau de estabilidade estrutural, podendo algumas frações ou alguns peptídeos permanecer intactos após o processo de digestão (Haraguchi, Abreu e Paula, 2006).

No soro do leite, estão presentes cerca de oito tipos diferentes de peptídeos, e, desse total, 70% a 80% são alfalactalbumina e betalactoglobulina. Perfazendo a minoria (mas, não menos importante), encontram-se, ainda, soroalbumina, imunoglobulinas e glicomacropeptídeos (Haraguchi, Abreu e Paula, 2006).

Em termos quantitativos, a betalactoglobulina se apresenta como o maior peptídeo no soro (45,0% a 57,0%), estando presente no leite bovino na concentração de 3,2 g/l. Seu peso molecular mediano (18,4 kDa a 36,8 kDa) lhe atribui a propriedade de ser invulnerável à ação de ácidos estomacais e de enzimas proteolíticas, fazendo que esse peptídeo seja absorvido de forma intacta no intestino delgado (Haraguchi, Abreu e Paula, 2006). Constitui a única fração que está presente em maior quantidade no soro do leite bovino do que no soro do leite humano, e, em razão do seu caráter hidrofóbico, apresenta propriedades funcionais para a indústria de alimentos, como geleificação, formação de espuma, capacidade de emulsificação etc. (Sgarbieri, 2005).

A alfalactalbumina ocupa o percentual de 15% a 25% no leite bovino, é o principal peptídeo presente no leite humano e a fonte principal de triptofano entre as fontes proteicas. Tem níveis consideráveis de lisina, leucina, treonina e cistina. É um peptídeo de baixo peso molecular (14,2 kDa), apresentando uma digestibilidade fácil e rápida (Salzano Jr., 2002).

A soroalbumina é importante fonte do aminoácido cistina, tendo uma presença de 10% entre as proteínas totais do soro do leite. É relevantemente responsável pelas elevações dos níveis de glutationa por ser um dos seus principais precursores, e é encontrada no leite bovino a um teor de 0,4 g/l, e, no leite humano, seu teor é maior, chegando a 0,6 g/l (Sgarbieri, 2004; Haraguchi, Abreu e Paula, 2006).

A fração do soro com maior peso molecular é a das imunoglobulinas, chegando a atingir um peso molecular entre 150 kDa a 1.000 kDa. Essas proteínas estão presentes no leite desde o colostro, pois ele vem acumulando imunoglobulinas desde o período pré-parto, com o objetivo de doar ao neonato um aporte necessário de anticorpos que agirão como suporte imunológico necessário para a sobrevivência nessa primeira fase da vida. São quatro tipos de imunoglobulinas presentes no leite: IgA, IgE, IgG e IgM, de modo que a IgG constitui 80% das imunoglobulinas totais (Haraguchi, Abreu e Paula, 2006).

Já a fração com menor peso molecular do soro do leite são os glicomacropeptídeos, que chegam a 6,7 kDa no máximo, e alguns autores nem os consideram como frações do soro, por serem oriundos da digestão da kapa-caseína que ocorre durante a fabricação do queijo pela ação da quimosina. Os glicomacropeptídeos têm caráter hidrofóbico e são encontrados apenas no soro doce (Sgarbieri, 2005).

Há, ainda, um grupo de peso molecular ínfimo correspondente às subfrações. Essas subfrações, chamadas também de peptídeos secundários, ocupam um espaço menor entre os peptídeos do soro do leite. As subfrações do soro do leite correspondem a: lactoferrina, betamicroglobulinas, gamaglobulinas, lactoperoxidase, lisozima, lactolina, relaxina, lactofano, fatores de crescimento (IGF-1 e IGF-2), proteoses-peptonas e aminoácidos apresentados de formas livres, e algumas dessas subfrações são responsáveis pelo desenvolvimento de importantes propriedades antimicrobianas, entre outras, que estão diretamente ligados ao desenvolvimento do tubo digestivo (Haraguchi, Abreu e Paula, 2006; Pauletti et al., 2005).

5.2.2 Obtenção do soro do leite

O soro do leite é a parte solúvel formada durante a fabricação do queijo, porém, atualmente, em nosso país, não está sendo produzido com a finalidade específica de obtenção de concentrados proteicos, e, ao adquirirmos produtos nacionais de proteína do soro do leite, verificamos nas próprias embalagens que as marcas nacionais que comercializam *whey protein* necessitam importar as matérias-primas, seja da Nova Zelândia, Estados Unidos, Inglaterra ou Canadá.

No Brasil, o soro do leite é pouco valorizado, há pouca consciência das suas propriedades funcionais e em quais aspectos da saúde humana sua utilização estaria implicada. Nas indústrias nacionais, ele nada mais é do que um subproduto gerado da produção do queijo, mas, infelizmente, no Brasil, as pequenas empresas que fabricam queijo, evitando gastos no tratamento desse efluente e se aproveitando da débil fiscalização das auto-

Suplementação, a cerejinha do bolo

ridades, utilizam esse "subproduto" na alimentação animal. O que não é aproveitado é descartado nos afluentes dos rios (Silva e Bolini, 2006) e isso constitui um sério problema de poluição ambiental em virtude da elevada demanda de O_2 desse material, que é de 30 a 60 g de O_2 por litro de soro (Borges et al., 2001). Essa manobra, além de favorecer a poluição ambiental, contribui para a desvalorização dos produtos nacionais, pois, em razão da necessidade da importação da matéria-prima, os produtos do soro do leite têm alto custo no mercado.

Existem, atualmente, dois modos de extração do soro do leite bovino. Os processos tecnológicos aos quais o leite é submetido é que definem o tipo do soro que será adquirido.

O soro do leite pode ser qualificado como "soro ácido" ou "soro doce". Para obtenção do soro doce, utiliza-se a coagulação enzimática das caseínas; e, para a obtenção do soro ácido é usada a precipitação ácida dessas mesmas caseínas. Dependendo do tipo de soro que for obtido, a caseína (que nesse processo é o subproduto) recebe uma nova conformação, tornando-se coágulo ou caseína isoelétrica que, a partir de um processo de desidratação, pode resultar em outro produto concentrado de caseína.

Em sua produção-piloto do soro do leite, Borges et al. (2001) afirmam que, primeiro, o leite deve ser recebido refrigerado (~10 °C); posteriormente, aquecido em tanque a 20 °C; e tratado sob agitação branda com ácido lático comercial (soro ácido) ou com quimosina (soro doce) até atingir o pH 4,6, que é o ponto no qual há a precipitação das caseínas. Os autores afirmam que, após 20 minutos de repouso e mantido na mesma temperatura (tempo necessário para que a caseína fique totalmente no fundo do tanque), o soro é submetido aos processos de ultrafiltração e diafiltração (processos que favorecem uma maior concentração proteica, removendo lactose e diminuindo a umidade) e, no final, é desidratado por meio de liofilização.

5.2.3 Propriedades funcionais do soro do leite

Consideramos propriedade funcional aquela que o nutriente tem na promoção da saúde, desenvolvimento e manutenção das funções orgânicas, contribuindo para o desempenho metabólico e fisiológico. Entretanto, para que um alimento seja considerado funcional, torna-se necessário que seus componentes estejam biologicamente ativos em quantidades adequadas (Brasil, 1999; Paschoal, 2014). As proteínas com características funcionais ativam o sistema imunológico, regulam o sistema gastrintestinal, a pressão arterial sanguínea e o bom funcionamento do sistema nervoso. O soro do leite, hoje em dia, pode ser considerado um alimento funcional, pois sua utilização pressupõe manutenção e/ou melhora de qualidade de vida. Além disso, ele é comumente utilizado como recurso ergogênico por praticantes de exercício físico (Schwarzenegger, 2001).

O soro do leite pode ser utilizado como nutriente imunomodulador, favorecendo positivamente os sistemas de defesa do nosso organismo por meio de sua capacidade de elevar substancialmente os níveis endógenos de glutationa, pois se verificou que o soro do leite apresenta níveis substanciais do aminoácido cistina se comparado com outras fontes proteicas e, além disso, fornece, após sua digestão, a formação da sequência ideal de glutamil-cistina que é fundamental ao aumento da biossíntese endógena de glutationa (Haraguchi, 2006; Pauletti et al., 2005).

Produzida principalmente no fígado, a partir dos aminoácidos glicina, glutamato e cistina, o tripeptídeo glutationa desempenha importante papel na redução de efeitos nocivos gerados por compostos estranhos, bem como na varredura de radicais livres e na estimulação de linfócitos capazes de gerar imunoglobulinas (Wu et al., 2001).

Não obstante, é válido citar que a glutationa apresenta-se depletada em indivíduos portadores do vírus HIV e a suplementação do soro do leite demonstra favorecer os mecanismos de defesa, ocasionando uma maior estabilidade em nível de linfócitos T, monócitos e eritrócitos plasmáticos, diminuindo o risco de infecções oportunistas (Sgarbieri, 2004; Jahoor et al.,1999).

Como já citado, uma das subfrações do soro do leite é a lactoferrina, que com seu peptídio lactoferricina têm demonstrado a propriedade de inibir a proliferação e o crescimento de bactérias, entre elas: *Escherichia coli, Salmonella typhimurium, Shigella dysenteriae, Listeria monocytogenes, Streptococcus mutans, Bacillus stearothermophilus* e *Bacillus subtilis*. Isso ocorre porque a lactoferrina tem a capacidade de quelar-se com o mineral ferro, privando as bactérias de um nutriente essencial para o seu desenvolvimento (Rodríguez-Franco, Vázquez-Moreno e Montfort, 2005).

Outros estudos comprovam que as proteínas concentradas do soro do leite, ou *whey protein* concentrado (WPC), podem ser benéficas na resposta contra ataques virais. Por exemplo, Wolber et al. (2005), em seu estudo, induziram ratos a distúrbios sistêmicos característicos de portadores de rotavírus, e a suplementação do soro do leite diminuiu o tempo e a intensidade dos sintomas, com o aumento da resposta imunológica mediante elevação de imunoglobulinas.

5.2.4 Proteínas do soro do leite e exercício físico

Os exercícios físicos aumentam a demanda de aminoácidos no organismo, com um aumento da síntese proteica causada pelo estímulo do treinamento. Essa demanda aumentada deve ser suprida por meio da dieta, havendo uma ingestão adequada de proteínas para que haja o crescimento miofibrilar (hipertrofia muscular) durante o repouso (Kleiner e Greenwood -Robinson, 2016).

A ingestão de proteínas após o exercício pode ser crucial para o desenvolvimento ótimo do músculo esquelético, favorecendo uma boa recuperação para as próximas sessões.

Em um estudo realizado com treze homens idosos, Esmarck et al. (2001) avaliaram a hipertrofia adquirida (por meio de biópsia) e força adquirida (por meio de um dinamômetro isocinético) após 12 semanas de treinamento com ingestão proteica imediatamente após as sessões. Concluíram que a oferta proteica da dieta deve ser mais próximo do término do treino quanto possível, pois os indivíduos com ingestão imediatamente após o treino apresentaram ganhos maiores de massa muscular e aquisição de um percentual maior de força quando comparados com o grupo que ingeriu proteínas só 2 horas após a atividade física.

Sabendo que após os treinos a oferta de proteína deve ser imediata, seria recomendado fazer a ingestão de proteínas que não fossem de lenta assimilação e que seus aminoácidos e peptídeos estivessem disponíveis de forma rápida no sangue.

Nesse caso, a proteína do soro do leite seria ideal, pois, como já dito, apresenta peptídeos, ou seja, frações proteicas que não precisam passar pelo processo de hidrólise. Segundo Dangin et al. (2001), as proteínas do soro do leite são de rápida digestão, e sua ingestão acarreta aumentos significativos no *pool* sanguíneo do aminoácido leucina no período pós-prandial em comparação com as caseínas.

Não obstante, as proteínas do soro do leite não foram só comparadas com as caseínas. Em seu estudo, Brown et al. (2004) verificaram que os indivíduos que consumiram suplementos de proteína do soro do leite próximo aos treinos obtiveram um ganho maior na hipertrofia muscular em relação aos indivíduos que ingeriram proteína de soja. Entretanto, outros fatores levam os praticantes de atividade física à utilização do soro do leite. Garrett Jr. e Kirkendall (2003) afirmam que as pessoas que praticam exercícios físicos, sobretudo exercício aeróbio, promovem uma oxidação maior de aminoácidos de cadeia ramificada para gerar energia por meio do músculo esquelético.

Sendo um alimento rico em aminoácidos de cadeia ramificada (leucina, isoleucina e valina), mais conhecidos no meio esportivo como BCAAs (no inglês, *branched chain amino acids*), o soro do leite pode ser incluído como proposta de suplementação para evitar a depleção muscular durante o exercício, sendo mais eficaz que os próprios suplementos em cápsulas de aminoácidos isolados, pois apresenta um perfil ideal de aminoácidos de cadeia ramificada (Salzano Jr., 2002).

Torna-se mais evidente ainda uma ingestão correta de proteína, se considerarmos que o exercício físico aumenta a excreção de nitrogênio e o balanço nitrogenado positivo é essencial para que a célula muscular tenha substratos disponíveis na reparação tecidual e consequente hipertrofia. Portanto, se o balanço nitrogenado estiver prejudicado, os processos reparatórios também estarão (Maestá et al., 2008).

Segundo Borsheim, Aarsland e Wolfe (2004), quanto menor for o intervalo entre o término da sessão de treinamento e a ingestão proteica, melhor será a resposta anabólica ao exercício. Nesse contexto, podemos destacar a maior velocidade de digestão e absorção que a proteína do soro do leite apresenta em relação às outras proteínas.

As diferentes velocidades de digestão e absorção de proteínas e sua consequente biodisponibilidade na corrente sanguínea têm sido alvo de estudo de cientistas em todo o mundo. Estudos demonstram que as proteínas do soro do leite oferecem vantagem em relação a outras proteínas por serem absorvidas mais rapidamente. Essa rápida absorção faz que as concentrações plasmáticas de muitos aminoácidos, inclusive a leucina, atinjam altos valores logo após a sua ingestão. Dessa forma,

> se essa ingestão fosse realizada após uma sessão de exercícios, as proteínas do soro seriam mais eficientes no desencadeamento do processo de síntese proteica. Além de aumentar as concentrações plasmáticas de aminoácidos, a ingestão

de soluções contendo as proteínas do soro [estimula o pâncreas e] aumenta, significativamente, a concentração de insulina plasmática, o que favorece a captação de aminoácidos para o interior da célula muscular, otimizando a síntese e reduzindo o catabolismo proteico [pós-exercício]. (Haraguchi, Abreu e Paula, 2006).

O soro do leite exibe ainda um perfil e um arranjo de aminoácidos muito similar aos encontrados no músculo esquelético humano, fornecendo, em sua composição, quase todos os aminoácidos em proporção equivalente à do músculo esquelético, tornando-se um suplemento anabólico de extrema eficácia (Ha e Zemel, 2003).

5.3 Glutamina

A glutamina, disponível na forma levogira (L-glutamina) nos suplementos alimentares, não é um aminoácido essencial. Produzimos esse aminoácido pelas células musculares e hepáticas a partir de outras estruturas químicas denominadas alfacetoácidos (por exemplo: a alanina é formada pelo ácido pirúvico, que é formado na degradação da glicose) (Katch, Katch e McArdle, 2008). Portanto, a glutamina pode ser também um "depósito" de radicais amina para a formação de outros aminoácidos que o corpo recruta conforme seu momento celular.

Os níveis de glutamina, como de qualquer aminoácido essencial ou não, flutuam no corpo do praticante de exercício físico. Um ser humano sedentário produz, em média, de

40 a 80 g de glutamina por dia (Wernerman, 2008), de modo que 80% da glutamina corporal é encontrada no músculo esquelético (sobretudo nas fibras tipo 1) (Tirapegui, 2012). Sabemos que o exercício físico reduz os níveis séricos desse aminoácido, ao passo que a suplementação poderia fazer o oposto. Entretanto, é preciso entender de que maneira níveis elevados podem beneficiar o indivíduo.

Uma vez que as células do túbulo renal proximal detectam elevação de íons H^+, ou seja, aumento da acidose, ocorre maior catabolismo de glutamina nessas células, porque uma molécula de glutamina, quando clivada, pode gerar até dois íons bicarbonato para tamponar a acidez durante o treino, de modo que a célula tubular proximal catabolisa a glutamina e libera íons amônio (NH_4^+) para a luz tubular. Além disso, íons bicarbonato (HCO_3^-) são liberados para o líquido intersticial renal (Guyton e Hall, 2006). Em exercícios cuja produção de íons H^+ é elevada, a glutamina poderia então servir como tamponador de acidose metabólica, se ingerida pré-treino, ou pelo menos, quando ingerida pós-treino, auxiliar na remoção desses íons. No entanto, devemos lembrar que a remoção de íons H^+ pode ocorrer pela simples ingestão de base (bicarbonato de sódio) ou realização de algum exercício aeróbio leve após os exercícios (doando, assim, oxigênio para a remoção do lactato inerente à glicólise anaeróbia do exercício de força) (Powers e Howley, 2005).

A glutamina pode estar envolvida em processos de imunomodulação por diversas vias e, entre os suplementos amplificadores de resposta imune, é o que tem seus mecanismos mais elucidados. Como substrato preferido dos enterócitos (células intestinais), e sabendo que a barreira intestinal cumpre importância fundamental no nosso sistema imunológico, a glutamina pode reduzir os processos inflamatórios e os oxidativos e acelerar a síntese de nucleotídeos e de glutationa (Ban e Kozar, 2008). No entanto, os efeitos da glutamina começam a ser pronunciados com ingestões acima de 0,25 g/kg (para um indivíduo de 70 kg seriam 17,5 g por dia) (Novak et al., 2002).

A relação entre glutamina e exercício físico parece ser totalmente dependente da duração e da intensidade com que o trabalho é realizado. De acordo com o experimento de Bowtell et al. (1999), a glutamina parece exercer algum impacto na atividade da glicogênio sintase, no entanto os autores constataram que a ingestão somente de glicose parece promover o mesmo efeito após o treino na repleção de glicogênio. Os autores encontraram, ainda, que apenas 47% da dose de glutamina ingerida via oral consegue chegar à circulação sistêmica, de modo que o restante ficaria com os enterócitos e hepatócitos. Conforme observam Mittendorfer, Volpi e Wolfe (2001), mesmo um aumento de até 20% na glutaminemia plasmática (níveis sanguíneos de glutamina) não se reflete em maior concentração de glutamina intramuscular.

Após um exercício físico intenso, a glutamina tende a declinar no plasma (considerando suas propriedades como tamponadora de acidose, doadora de nitrogênio etc.). A explicação mais plausível para isso seria o transporte de glutamina na célula, que é alterado durante o exercício, como descrito a seguir:

O influxo celular de glutamina, ou seja, sua entrada no citoplasma, é dependente de um transportador de sódio (Na). Esse contra-transporte de sódio/glutamina é que promove a entrada da glutamina na célula conforme o sódio é retirado da mesma. Todavia, como no exercício temos uma liberação maior de cortisol e catecolaminas (substâncias que aumentam o influxo de sódio na célula), sem a liberação do Na para o meio extracelular teríamos comprometimento na cinética absortiva da glutamina pela célula, pois a tendência dela seria de "sair" do meio intra para o meio extracelular, diminuindo, assim, o *pool* de glutamina intracelular. (Tirapegui, 2012)

Precisamos entender que o exercício cria todas as possibilidades para esgotar nossa glutamina. Como o fluxo sanguíneo fica ácido, ela pode fornecer bicarbonato. Temos, ainda, a proteólise aumentada, fazendo que ela possa servir de substrato para o ciclo de Krebs. Quando a imunidade é reduzida, ela pode servir de substrato para linfócitos etc. É fato que o exercício pode reduzir os níveis sanguíneos e celulares de glutamina. A questão a ser abordada é a seguinte: se tão pouca glutamina chega à circulação sanguínea após a ingestão (menos da metade), será que o corpo humano não tem seus meios para restabelecer esse equilíbrio?

Como já explicado, a glutamina não é um aminoácido essencial. Devemos lembrar que o *pool* celular não é dependente de uma única ingestão dela, pois os seus níveis (nesse contexto, leiamos: sua taxa de utilização) sofrem influência da dieta e do exercício. Quando comemos queijo, carne, pão (trigo), temos uma boa fonte de glutamina (sem contar as inúmeras doses de *whey* que as pessoas tomam durante o dia). A pergunta é: "Será que precisamos de glutamina ou simplesmente queremos tomá-la para termos um suplemento a mais na prateleira?".

É essencial que o praticante de exercício se pergunte isso, pois, se ele não está em uma dieta restritiva, não está praticando exercícios aeróbios extenuantes, tem ingestão proteica regular, e não é um paciente pós-traumático, dificilmente ele estará com a glutaminemia reduzida. É provável ele já está "preenchendo" a célula de glutamina graças a suas doses de *whey*, sua ingestão de carne, ovo, queijo etc., e, se você tomar ou não glutamina, o exercício por si vai promover algum dano nos níveis séricos dessa substância. Se você quer se poupar de catabolismo, é melhor nem fazer exercícios, pois, como cita Garrett Jr. e Kirkendall (2003), o catabolismo é o chamariz do anabolismo. É a agressão que vai promover a regeneração! Ao se reduzir demais um, reduz-se o outro! Na tentativa de "driblar" a barreira intestinal da glutamina (lembre-se de que o principal substrato dos enterócitos é ela), esse aminoácido tem sido administrado na forma de dipeptídeo. Em um recente estudo, os autores suplementaram ratos submetidos a exercícios extenuantes com o dipeptídeo L-alanil-L-glutamina. No final, os animais que receberam a suplementação com o dipeptídeo tiveram os indicadores inflamatórios (citocinas) reduzidos (Cruzat, Rogero e Tirapegui, 2010).

Hoje já está bem documentado que níveis séricos elevados de glutamina reduzem os níveis de óxido nítrico durante o exercício (Wu et al., 2001), o que nos leva a perguntar se seria uma boa escolha sua suplementação pré-treino. No entanto, a glutamina pode exercer efeito poupador de glicogênio, de modo que 8 g de glutamina ingeridas em conjunto com 65 g de dextrose aumentaram a síntese de glicogênio em 25%, em comparação com o grupo que recebeu apenas dextrose (Bowtell et al., 1999), o que nos leva a crer que sua suplementação pós-exercício poderia ser mais efetiva.

Em um estudo mais recente, publicado por Chen e Herrup (2012), a suplementação de glutamina mostrou ter atividade neuroprotetora, elevando a síntese de proteínas envolvidas nos processos sinápticos em estudo com modelo animal. Os autores sugerem que uma possível suplementação com esse aminoácido em seres humanos em processos neurodegenerativos (por exemplo, Alzheimer) deveria ser estudada com mais atenção.

Como as implicações da suplementação com glutamina estão mais relacionadas com ressíntese de glicogênio, imunomodulação e atividade anticatabólica, as pesquisas parecem se focar mais nesse âmbito, corroborando ou não a aplicabilidade e eficácia de doses extra de glutamina.

Parece que os níveis reduzidos de glutamina no sangue constituem o fator primordial da imunossupressão pós-exercício (Lagranha et al., 2005), de forma que, talvez, se a glutamina elevasse os níveis de neutrófilos e células fagocitárias, o efeito poderia ser revertido, o que não foi demonstrado previamente por Krzywkowski et al. (2001), ao administrarem uma dose que mantivesse os níveis plasmáticos de glutamina estáveis até duas horas após o treino. Não verificaram qualquer reversão na queda dos níveis de células responsáveis pela atividade imunitária.

O que podemos concluir? Concluímos que a Ciência se mostra progredindo; algumas coisas desaparecem e outras aparecem. A glutamina tem função terapêutica e pode ter aplicabilidade ergogênica também. O que falta é o bom senso e informação. Hoje, sabemos que muito pouco da glutamina ingerida chega efetivamente ao plasma. Sabemos que ela pode ser utilizada para reduzir a acidose metabólica gerada durante o treino e, no pós-treino, pode aumentar a repleção de glicogênio. Utilizar a glutamina como anticatabólico enquanto a sua dieta está extremamente hipercalórica (anabólica) é indiferente. Mais pesquisas, porém, se fazem necessárias nesse ramo.

5.3.1 Suplementação pós-treino

O período pós-treino é, sem dúvida, o período mais crucial para o praticante crônico de exercícios. O grande erro é que algumas pessoas consideram o período pós-treino como simplesmente as duas horas subsequentes ao exercício, a famosa "janela das oportunidades". É fato que, após o treino, o músculo encontra-se como uma "esponja" e está mais sensível à entrada de nutrientes. No entanto, conforme o pouco sobre biologia molecular que abordamos neste livro, a célula precisa de sinais para exercer determinado comportamento. Esses sinais são mediados, sobretudo, pelos hormônios, que, por isso são chamados de *moléculas sinalizadoras*.

O exercício estimula a secreção de hormônios catabólicos fundamentais para a manutenção do fornecimento de substrato energético para sua realização. Esses hormônios (cortisol, glucagon, catecolaminas) estão elevados na corrente sanguínea após o treino. É fundamental que entendamos que todo o ambiente, nesse momento, vai converter os substratos em algo útil para a célula continuar realizando o trabalho, e o organismo faz isso sempre visando à manutenção da homeostase.

O uso de carboidratos de índice glicêmico/insulinêmico alto após o treino teria como proposta aumentar a síntese de glicogênio (que tem a sua síntese aumentada após os exercícios). No entanto, algumas pessoas alegam não necessitar de ingestões de carboidratos após o treino, porque não realizaram um exercício tão extenuante a ponto de depletar seus estoques de glicogênio. Realmente (levando em conta que o indivíduo não se encontra em *deficit* calórico), não conseguimos depletar esses estoques, mas o estímulo da insulina após o treino contrarregularia os efeitos catabólicos dos hormônios secretados durante o exercício de maneira abrupta, pois a insulina faz os nutrientes do sangue voltarem para a célula, que, nesse momento, está sob efeito de hormônios que promovem a retirada de nutrientes dela para abastecer o organismo. Essa seria a primeira manobra nutricional que o praticante deveria fazer após findar o exercício: elevar a insulina.

O grande problema é que algumas pessoas que se encontram em dietas restritivas de carboidratos retiram primeiramente o carboidrato do pós-treino "porque a malto estava lhes engordando". Não culpo essas pessoas, pois elas não têm obrigação de saber de tudo da mesma maneira que não sei como se faz uma casa, mas, se fosse construir uma, chamaria alguém especializado nisso. Culpo os profissionais que, no primeiro mês de *cutting*, sacrificam o carboidrato mais valioso e que dificilmente irá se converter em gordura: o do pós-treino, e, conforme veremos logo adiante, o *mix* carboidrato + proteína após o treino parece ser mais eficaz do que simplesmente carboidratos ou proteínas após o treino, no que concerne à repleção de glicogênio. Quanto mais "seco" estiver o atleta e menos depletado, melhor, pois a depleção deve vir apenas na hora certa para um competidor que busca utilizar o glicogênio para volumizar na hora do *show*.

Koopman et al. (2005) conduziram um estudo no qual indivíduos do sexo masculino eram divididos em três grupos, de acordo com o pós-treino que recebiam:

- Grupo 1: 50 g de carboidratos.
- Grupo 2: 50 g de carboidratos + 33 g de *whey protein*.
- Grupo 3: 50 g de carboidratos + 33 g de *whey protein* + 16 g de leucina.

Ao final do estudo, a resposta anabólica do Grupo 2 foi 34% maior que a do Grupo 1. Já o Grupo 3 teve um aumento de 55% na resposta anabólica, evidenciando a sinergia entre carboidratos + proteínas + leucina. Borsheim, Aarsland e Wolfe (2004) também conduziram um estudo parecido, de modo que os integrantes do grupo que recebeu apenas carboidratos após o treino tiveram (em média) um ganho de 6 g de músculos nas três horas subsequentes. Já os integrantes do grupo que recebeu carboidratos + *whey protein* concentrado + 5 g de aminoácidos conseguiram sintetizar 18 g de músculo (em média).

Embora enfatizemos o papel essencial dos carboidratos na ressíntese (repleção) de glicogênio, as proteínas também podem cumprir importante papel nesse sentido. Um número considerável de estudos prévios demonstrou que soluções contendo carboidrato e proteínas promovem não só mais anabolismo, mas também maior síntese de glicogênio do que somente ingestão com carboidrato. Ivy et al. (2002) verificaram que indivíduos, após uma sessão de exercício (ciclismo) de depleção, quando consumiram uma solução de proteína + carboidrato obtiveram uma ressíntese maior (88,8 ± 4,4 mmol/l) do que indivíduos que receberam apenas carboidrato (70 ± 4 mmol).

Tarnopolsky et al. (1997) também verificaram um valor maior de ressíntese no grupo que recebeu carboidrato concomitantemente com proteínas. Utilizaram os mesmos indivíduos como controle, e a, cada semana, um tipo de pós-treino era oferecido (placebo, carboidrato + proteína, e apenas carboidrato) para o mesmo indivíduo.

A metodologia utilizada por Loon et al. (2000), em seu estudo, parece elucidar alguns pontos. Após jejum noturno, ciclistas eram submetidos a exercícios de exaustão ao ponto de depleção de glicogênio. Os autores dividiram os indivíduos em três protocolos:

- Primeiro: os indivíduos recebiam 0,8 g de carboidrato por quilo de peso.
- Segundo: os indivíduos recebiam 0,8 g de carboidrato por quilo de peso + 0,4 g de proteína por quilo de peso + leucina adicional.

- Terceiro: os indivíduos recebiam 1,2 g de carboidrato por quilo de peso corporal.

Os autores, além de avaliarem a resposta do glicogênio, analisaram a resposta insulinotrópica dos indivíduos e verificaram que o grupo suplementado com proteína e leucina obteve os maiores picos de insulina (Figura 5.1). Lembremos, todavia, o que foi discutido previamente sobre a insulina: ela aumenta a atividade da enzima glicogênio sintase, defosforilando-a (quando fosforilada, permanece inativa). Portanto, há um bom indício dos possíveis mecanismos ampliados de síntese de glicogênio por meio da ingestão de proteínas + carboidratos. Aumentando a secreção de insulina, além de maior repleção de glicogênio, teríamos influxo acentuado de aminoácidos para o meio intracelular.

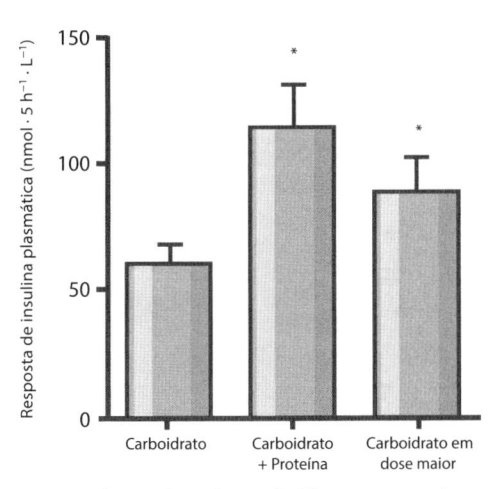

FIGURA 5.1 – Pico de insulina dos indivíduos que receberam carboidratos, carboidratos + proteína e carboidratos em doses maiores. Fonte: Loon et al. (2000).

Não acho, porém, que carboidrato no pós-treino seja tão indispensável assim. Só procuro tornar as coisas mais fáceis. Quando dou esse enfoque para atenuar o catabolismo pós-treino e estimulo o consumo de carboidratos de alto índice glicêmico nesse período, é porque acho que é a maneira mais barata, prática e que vai ser suficiente para um indivíduo, mesmo que ele seja um *hardgainer*. Acho que não podemos nos esquecer que um pós-treino com leite de vaca também estimularia a insulina em razão de seu elevado índice insulinêmico, e essa bebida já demonstrou a promoção do anabolismo pós-treino em um número razoável de estudos. Também não estou dizendo que estimular a insulina é o único meio de parar o catabolismo, até porque, segundo um estudo conduzido por Greenhaf et al. (2008), a insulina também tem seu limiar anabólico, de modo que, a partir de uma certa concentração (que nesse estudo, com a metodologia aplicada pelo autor foi aproximadamente 30 mU/l), não houve um maior anabolismo via proteína-alvo da rapamicina (mTOR, sigla em inglês). A insulina parece não ser antagônica apenas ao GH, mas também à testosterona (Kraemer et al., 2006). Indivíduos que ingeriram carboidratos de alto índice glicêmico com proteínas após o treino tiveram redução significativa de testosterona, quando comparados com o grupo placebo (Chandler et al., 1994). Indivíduos que ingeriam apenas *whey protein* após o treino tiveram seus níveis de testosterona reduzidos, provavelmente pelo índice insulinêmico das proteínas derivadas do leite (Hulmi et al., 2005). Qual metodologia adotar? É preciso que o profissional tenha *feeling* para aplicar a metodologia correta ao biótipo do paciente que se apresenta em seu consultório.

O eixo hipotálamo-hipófise-adrenal (HHA) é bastante estimulado durante o exercício, promovendo a liberação de citocinas pró-inflamatórias liberadas em resposta à lesão muscular que ocorre naturalmente durante o exercício. Segundo Tirapegui (2012), a suplementação com carboidratos logo após o exercício promove a normalização do cortisol e uma redução na ativação do eixo HHA, assim como a suplementação com ômega-3, que reduz os níveis de citocinas pró-inflamatórias, ao passo que a suplementação com ômega-6 as aumenta. O fato de que carboidratos diminuiriam a atividade do eixo HHA, faz da ingestão deles um potente redutor dos níveis endógenos de catecolaminas.

Também existem outras manobras dietéticas para reduzir o catabolismo pós-treino sem a utilização de carboidratos. A ingestão de 1,5 g de vitamina C já demonstrou reduzir os níveis de hormônios adrenérgicos e de cortisol em corredores de ultramaratona (Peters et al., 2001). Esse tipo de suplemento, em especial, se o indivíduo retirou o carboidrato do pós-treino, prescrevo como um auxiliar na regulação dos níveis endógenos de cortisol. A ingestão de BCAAs parece ampliar a resposta de síntese proteica pós-exercício (Blomstrand et al., 2006), sendo a leucina o aminoácido mais anabólico, pois estimula a mTOR. No entanto, o combo anabólico perfeito parece ser de proteínas de baixo peso molecular (como *whey protein*), com adição de carboidratos de índice glicêmico elevado e aminoácidos de cadeia ramificada, especificamente a leucina.

CONSIDERAÇÕES FINAIS

Se você é um daqueles que fica até altas horas imerso em fóruns virtuais, nacionais e internacionais, lendo as atualidades sobre nutrição, exercício, suplementação e manipulação hormonal por meio da dietoterapia, com o intuito de ficar mais seco ou mais forte, seja bem-vindo ao time. Você não está sozinho! Na verdade, nem lembro quando comecei a ter esses hábitos.

Cansei de me decepcionar com os "grandes gurus" por perceber que, mais uma vez, o dinheiro estava envolvido em suas verdades. Graças a Deus, cansei de me admirar com a inteligência de pessoas quase invisíveis nos fóruns, mas que, com o pouco que falavam, acendiam inúmeras lâmpadas na minha cabeça e me davam gás para ir atrás de algo novo.

Este livro, mesmo que em algumas linhas minha revolta ou sarcasmo estejam gritantes, foi feito com muito respeito para os que tratam a dietoterapia da mesma maneira. Provavelmente, em algumas linhas, o nutricionista aí do outro lado pensou: "É, Ney! Você não é o único que pensa assim, também penso desse jeito e isso que você está falando não é nenhuma novidade pra mim". Que bom! Ficaria decepcionado (e desesperançoso) em ser o único que procura ter algum senso crítico na Nutrição. Penso que cada profissão tem a sua fase. Uma vez eram os advogados. Todo mundo queria ser advogado. Os médicos, creio eu, vieram na mesma época. Dava *status* ter um filho médico, não? Depois as pessoas começaram a ter um poder aquisitivo melhor e foi possível colocar mais aparelhos ortodônticos nos filhos, logo, aumentou-se a demanda de odontologistas. Foi a fase em que pipocavam consultórios de dentistas em todas as cidades. Parece-me que houve uma fase (creio eu que há ainda) muito boa para o educador físico, pois foi há pouco tempo que a população tomou consciência do óbvio: algumas doenças são evitáveis. Vejo também as pessoas tomando consciência da importância da psicoterapia no meio esportivo e nos distúrbios alimentares, fazendo do psicólogo um importante profissional no êxito do tratamento dietoterápico.

Nutricionistas agora são chamados a programas de rádio, televisão, documentários, jornais e aos demais veículos de imprensa para separar o mito da realidade. Infelizmente, alguns profissionais desatualizados insistem em atrasar a evolução da nossa profissão, ou ainda, parte de profissionais de outras áreas, que usurpam a nossa atividade (sejam eles médicos, educadores físicos etc.). Entretanto, é preciso termos noção de que eu, você ou qualquer um que queira ter respeito no mercado e no rol de profissionais da área da Saúde, temos de ter a mente um pouquinho mais aberta, não acreditar que constitui crime fazer uma aula um pouco mais provocativa para que seu aluno possa escolher que diretriz dietética irá escolher no futuro.

Sinto-me bem no meio do caminho, sabe? Não sou um cara formado há muito tempo, também não me sinto inexperiente ou recém-formado (sinto-me um nutricionista experiente, mas com a mente aberta para aprender algo novo todo santo dia). Consigo ver agora que os inúmeros livros de dietas já lançados abordaram aspectos muito importantes da fisiologia humana, alguns com mais ênfase no macronutriente (a cetose de Dr. Atkins), outros na parte hormonal (os eicosanoides do Ponto Z) e outros em calorias (como a dieta dos pontos, que só utilizou pontos em vez de calorias).

Todas essas dietas tentaram colocar o ser humano em uma caixinha e com um belo lacre em cima, cuja inscrição é: "Estou acima do peso, não ganhei a barriga do dia para a noite, mas quero perdê-la do dia para a noite". Em outras palavras, esqueceram-se de algo que nos faz únicos e com dietas/medicamentos/terapias/exercícios intransferíveis: a individualidade biológica. Particularmente, prefiro o termo individualidade psicossociobiológica, pois hábitos podem interferir mais que predisposições em um determinado período de tempo. Esses escritores de livros de dieta aparecem causando alvoroço na massa que está atrás de mais corpo e menos perda de tempo (como se houvesse mágica para acelerar as reações bioquímicas que se movem dentro de uma lei natural), e aí o fenômeno de venda de milhares de exemplares acontece. "Nem tudo que vem do mal, produz mal", certa vez, uma iogue me disse, e, nesse ponto, preciso concordar com ela. Às vezes, algumas pessoas seguem essas dietas e melhoram seu estilo de vida. Seguir Atkins é melhor que não seguir nada, penso eu. É comum o ser humano querer se apossar de algo que não é de si próprio, e sim da natureza, e os "gurus" da dieta, então, aparecem com esquemas e teorias que explicam *tudo* e que serve para *todos*, e isso também ocorre nas mais diversas áreas da Ciência. Ledo engano. Somos demais complexos para tentarmos simplificar um esquema geral de dieta.

Sinto, também, que ficarei devendo aos grandes docentes do Brasil com este livro, pois sei do rigor científico na hora de explanar um estudo, mas peço perdão pela falta de profundidade no livro ou desse rigor, visto que tentei atingir o máximo possível de pessoas.

Tenho a certeza de que ainda há gente se perguntando: "Será que devo seguir a *Warrior Diet* com a manipulação dos hormônios por meio de jejum intermitente ou L. McDonald e simplesmente fechar o VET?". Na minha humilde opinião, os dois estão falando as mesmas coisas. Bioquímica e física são imutáveis, só que elas podem ser manipuladas pelos macronutrientes, pelos hormônios, pelo redirecionamento de líquidos etc. Escolha a dieta à qual você melhor se adapta, caso não possa pagar por uma dieta individualizada.

Gostaria de enviar alguns recados para públicos específicos:

- Para o *estudante de Nutrição*: não aceite de ninguém ideias mastigadas, e, quando soar algo na sua intuição, mesmo que isso lhe desafie a remar contra a corrente, siga em frente. Siga a sua intuição.
- Para o *nutricionista*: meu amigo, meu companheiro de profissão! Amo tanto este trabalho e sei que você sente a mesma paixão que eu. Sei que nem sempre concordamos e que, às vezes, colocamos nossa opinião e nossos hábitos nas dietas dos nossos pacientes. Saiba que acho que nossa profissão deveria ter supervisão também de outro nutricionista. Os psicanalistas fazem isso: eles têm, mesmo depois de formados, um supervisor para que sua conduta pessoal não interfira na terapia do seu paciente. Sabemos que lá, no íntimo, às vezes, colocamos elementos por pura preferência pessoal nas dietas das pessoas, e isso é errado. Quem sabe um dia nossa profissão não evolua tanto que teremos, e também seremos, supervisores uns dos outros? Para os *nutricionistas de hospitais*, meu mais profundo respeito. Minha imensa gratidão com o trabalho guerreiro que fazem em instituições que apresentam (na maioria das vezes) poucos recursos para tal. Para os *nutricionistas das creches* e os que estão envolvidos na nutrição materno-infantil de uma maneira geral, acredito que vocês deveriam ter os melhores salários de todos os tipos de nutricionistas, pois está na mão de vocês fazer um adulto mais saudável. Comecemos não só respeitando, mas valorizando o

trabalho do nosso colega de profissão. Respeitando o cliente ou o paciente que paga "na hora" o valor da sua consulta, mas recebe o cardápio apenas uma semana ou 15 dias depois. Chamemos para nós tais responsabilidades o quanto antes.

- Para o *entusiasta*: que bom que você está lendo meu livro! Embora você possa ser alguém que se interesse por nutrição, mas tem outra profissão, ou você seja um cara que procura por conta própria fazer sua dieta e veio buscar no meu livro algo diferente (ou não), agradeço por ter chegado até aqui. Talvez eu o tenha decepcionado um pouco, creio eu. Porém saiba que eu não queria ser só mais um a tentar colocar todo mundo em uma mesma caixa (somos muito especiais e individuais no metabolismo e no paladar para cometer tamanha injustiça). Só espero que ao final deste livro você não passe seis refeições por dia comendo batata-doce e frango e tenha aberto sua mente um pouquinho. Não que isso seja errado também, mas como um monge budista certa vez disse: "Por que entrar pela janela se é mais fácil entrar pela porta?".

- Para os *atletas*: aprendo muito com vocês. Vocês possuem a determinação da qual toda pessoa deveria absorver 10% para tentar seguir uma dieta à risca. Vocês são diferentes, tratam o "comer" como um esporte em si mesmo. Sabem da importância substancial que uma dieta coerente pode ter no desempenho de vocês ou na estética. Foram vocês, na verdade, que colocaram a nossa profissão onde ela está hoje. Devemos muito a vocês, mas poucos de nós ainda sabem disso.

- Para os meus *clientes/pacientes*: vocês dão sentido para a minha vida. Olha a responsa de vocês, hein! Alguns de vocês fazem meus dias se iniciarem com mais sorrisos e, às vezes, ao final de uma jornada de quatorze horas trabalhadas, ainda penso em vocês para ter empolgação para sair do consultório e ir treinar. Quando brincam comigo me chamando de mestre, é nessas horas que penso: "Ah se eles soubessem que os mestres aqui são eles".

Por fim, me agrada muito acreditar que deixei escapar algum público-alvo nestes humildes agradecimentos, pois essa minha falha somente demonstra que este livro atinge um escopo maior do que pensei e, consequentemente, meu coração fica mais feliz do que eu esperava!

REFERÊNCIAS

ALBERTS, B. et al. *Fundamentos da biologia celular.* Tradução: Ardala Elisa Breda Andrade et al. 3. ed. Porto Alegre: Artmed, 2011.

ANDRADE JR., E. S.; CLAPAUCH, R.; BUKSMAN, S. Short term testosterone replacement therapy improves libido and body composition. *Arq. Bras. Endocrinol. Metab.*, v. 53, p. 996-1004, Nov. 2009.

ARNAL, M. A. et al. Protein pulse feeding improves protein retention in elderly women. *Am. J. Clin. Nutr.*, v. 69, n. 6, p. 1202-8, Jun. 1999.

ATO, K. et al. Testosterone and DHEA activate the glucose metabolism-related signaling pathway in skeletal muscle. *Am. J. Physiol. Endocrinol. Metab.*, v. 294, n. 5, p. E961-8, May 2008.

BAN, K.; KOZAR, R. A. Enteral glutamine: a novel mediator of PPAR gamma in the postischemic gut. *J. Leukoc. Biol.*, v. 84, n. 3, p. 595-9, Sep. 2008.

BELLISLE, F.; McDEVITT, R. PRENTICE, A. M.; Meal frequency and energy balance. *Br. J. Nutr.*, v. 77, p. 57-70, 1997.

BLOMSTRAND, E. et al. Branched-chain amino acids activate key enzymes in protein synthesis after physical exercise. *J. Nutr.*, v. 136, p. 269S-73S, Jan. 2006. 1 Suppl.

BOHÉ, J. et al. Latency and duration of stimulation of human muscle protein synthesis during continuous infusion of amino acids. *J. Physiol.*, n. 2, v. 532, p. 575-9, Apr. 2001.

BOMPA, T. O.; CORNACCHIA, L. J. *Treinamento de força consciente*: estratégias para ganho de massa muscular. São Paulo: Phorte, 2000.

BORGES, P. F. Z. et al. Produção piloto de concentrados de leite bovino: composição e valor nutritivo. *Braz. J. Food Technol.*, v. 4, n. 1, p. 1-8, 2001.

BORSHEIM, E.; AARSLAND, A.; WOLFE, R. Effect of an amino acid, protein, and carbohydrate mixture on net muscle protein balance after resistance exercise. *Int. J. Sport Nutr. Exerc. Metab.*, v. 14, n. 3, p. 255-71, Jun. 2004.

BOWTELL, J. L. et al. Effect of oral glutamine on whole body carbohydrate storage during recovery from exhaustive exercise. *J. Appl. Physiol.*, v. 86, n. 6, p.1770-7, Jun. 1999.

BRASIL. Agência Nacional de Vigilância Sanitária (Anvisa). Resolução n. 18, 30 de abril de 1999. *Diário Oficial da União*. Brasília, DF, 3 maio 1999.

BRAWER, M. K. Testosterone replacement in men with andropause: an overview. *Rev. Urol.*, v. 6, p. S9-S15, 2004. Suppl. 6.

BREMNER, W. J.; VITIELLO, M. V.; PRINZ, P. N. Loss of circadian rhythmicity in blood testosterone levels with aging in normal men. *J. Clin. Endocrinol. Metab.*, v. 56, n. 6, p. 1278-81, Jun. 1983.

BRINKWORTH, G. D. et al. Long-term effects of a high-protein, low-carbohydrate diet on weight control and cardiovascular risk markers in obese hyperinsulinemic subjects. *Int. J. Obes. Relat. Metab. Disord.*, v. 28, n. 5, p. 661-70, May 2004.

BROWN, E. C. et al. Soy versus whey protein bars: effects on exercise training impact on lean body mass and antioxidant status. *Nutr. J.*, v. 3, n. 22, Dec. 2004.

CAMERON, J. D.; CYR, M. J.; DOUCET, E. Increased meal frequency does not promote greater weight loss in subjects who were prescribed an 8-week equi-energetic energy-restricted diet. *Br. J. Nutr.*, v. 103, n. 8, p. 1098-101, Apr. 2010.

CAMPBELL, B. et al. International Society of Sports Nutrition position stand: protein and exercise. *JISSN*, v. 4, n. 8, 26 Sep. 2007.

CAMPFIELD, L. A.; SMITH, F. J. Blood glucose dynamics and control of meal initiation: a pattern detection and recognition theory. *Physiol. Rev.*, v. 83, p. 25-58, Jan. 2003.

CARNEIRO, J.; JUNQUEIRA, L. C. *Histologia básica.* 12. ed. Rio de Janeiro: Guanabara Koogan, 2013.

CHANDLER, R. M. et al. Dietary supplements affect the anabolic hormones after weight-training exercise. *J. Appl. Physiol.*, v. 76, n. 2, p. 839-45, Feb. 1994.

CHEN, J.; HERRUP, K. Glutamine acts as a neuroprotectant against DNA damage, beta-amyloid and H_2O_2-induced stress. *PloS One*, v. 7, n. 3, Mar. 2012.

COCATE, P. G. et al. Metabolic responses to high glycemic index and low glycemic index meals: a controlled crossover clinical trial. *Nutr. J.*, v. 10, p. 1, Jan. 2011.

COSTILL, D. L. et al. Effects of elevated plasma FFA and insulin on muscle glycogen usage during exercise. *J. Appl. Physiol.*, v. 43, p. 695-9, 1977.

COUTO, J. A. et al. Effect of chronic treatment with Rosiglitazone on Leydig cell steroidogenesis in rats: in vivo and ex vivo studies. *Reprod. Biol. Endocrinol.*, v. 8, n. 13, Fev. 2010.

COZZOLINO, S. M. F. *Biodisponibilidade de nutrientes*. 2. ed. Barueri: Manole, 2007.

CRUZAT, V. F.; ROGERO, M. M.; TIRAPEGUI, J. Effects of supplementation with free glutamine and the dipeptide alanyl-glutamine on parameters of muscle damage and inflammation in rats submitted to prolonged exercise. *Cell Biochem. Funct.*, v. 28, n. 1, p. 24-30, Jan. 2010.

CURI, R. et al. *Entendendo a gordura*: os ácidos graxos. Barueri: Manole, 2002.

DANGIN, M. et al. The digestion rate of protein is an independent regulating factor of postprandial protein retention. *Am. J. Physiol. Endocrinol. Metab.*, v. 280, n. 2, p. E340-8, Feb. 2001.

DAVIS, W. *Barriga de trigo*. São Paulo: Martins Fontes, 2014.

DELAVIER, F.; GUNDILL, M. *Guia de suplementos alimentares para atletas*. Barueri: Manole, 2009.

DENKE, M. A.; GRUNDY, S. M. Comparison of effects of lauric acid and palmitic acid on plasma lipids and lipoproteins. *Am. J. Clin. Nutr.*, n. 5, v. 56, p. 895-8, Nov. 1992.

DI PASQUALE, M. D. *A solução anabólica para fisiculturistas*: dieta metabólica definitiva. São Paulo: Phorte, 2006.

DOUGLAS, C. R. *Tratado de fisiologia aplicada na saúde*. 5. ed. São Paulo: Robe, 2002.

ESMARCK, B. et al. Timing of postexercise protein intake is important for muscle hypertrophy with resistance training in elderly humans. *J. Physiol.*, v. 535, n. 1, p. 301-11, Aug. 2001.

FEBBRAIO, M. A.; STEWART, K. L. CHO feeding before prolonged exercise: effect of glycemic index on muscle glycogenolysis and exercise performance. *J. Appl. Physiol.*, v. 81, n. 3, p. 1115-20, Sep. 1996.

FELIX BONFIM. Disponível em: <https://www.youtube.com/channel/UCS5SVb8K3OWg3qujkVj2ytw>. Acesso em: 9 jan. 2018.

FLANDRIN, J.; MONTANARI, M. *História da alimentação*. Tradução: Luciano Vieira Machado e Guilherme João de Freitas Teixeira. São Paulo: Estação Liberdade, 1998.

FLATT, J. P. Carbohydrate balance and body-weight regulation. *Proc. Nutr. Soc.*, v. 55, n.1B, p. 449-65, Mar. 1996.

FOX, S. I. *Fisiologia humana*. 7. ed. Barueri: Manole, 2007.

FREYBERGER, A.; SHLADT, L. Evaluation of the rodent Hershberger bioassay on intact juvenile males – testing of coded chemicals and supplementary biochemical investigations. *Toxicology*, v. 262, p.114-20, 2009.

GAINE, P. C. et al. Postexercise whole-body protein turnover response to three levels of protein intake. *Med. Sci. Sports Exerc.*, v. 39, n. 3, p. 480-6, Mar. 2007.

GARG, A. M. B. et al. Comparison of a high-carbohydrate diet with a high-monounsatured-fat diet in patients with non-insulin-dependent diabetes mellitus. *N. Engl. J. Med.*, v. 319, n. 13, p. 829-34, Sep. 1988.

GARRETT JR., W. E.; KIRKENDALL, D. T. *A ciência do exercício e dos esportes*. Porto Alegre: Artmed, 2003.

GINZBURG, E. et al. Long-term safety of testosterone and growth hormone supplementation: a retrospective study of metabolic, cardiovascular, and oncologic outcomes. *J. Clin. Med. Res.*, v. 2, n. 4, p. 159-66, Aug. 2010.

GOLAY, A. Similar weight loss with low- or high-carbohydrate diets. *Am. J. Clin. Nutr.*, v. 63, n. 2, p.174-8, 1996.

GREENHAFF, P. L. et al. Disassociation between the effects of amino acids and insulin on signaling, ubiquitin ligases, and protein turnover in human muscle. *Am. J. Physiol. Endocrinol. Metab.*, v. 295, n. 3, p. E595-604, Sep. 2008.

GRIFFIN, D. K. et al. Transcriptional profiling of luteinizing hormone receptor-deficient mice before and after testosterone treatment provides insight into the hormonal control of postnatal testicular development and Leydig cell differentiation. *Biol. Reprod.*, v. 82, n. 6, p. 1139-50, Jun. 2010.

GROPPER, S. S., SMITH, J. L.; GROFF, J. L. *Nutrição avançada e metabolismo humano*. 5. ed. São Paulo: Cengage Learning, 2011.

GUYTON, A. C.; HALL, J. E. *Tratado de fisiologia médica*. 11. ed. Rio de Janeiro: Elsevier, 2006.

HA, E.; ZEMEL, M. B.; Functional properties of whey, whey components, and essential amino acids: mechanisms underlying health benefits for active people (review). *J. Nutr. Biochem.*, v. 14, n. 5, p. 251-8, May 2003.

HARAGUCHI, F. K.; ABREU, W. C.; PAULA, H. Proteínas do soro do leite: composição, propriedades nutricionais, aplicações no esporte e benefícios para a saúde humana. *Rev. Nutr.*, v. 19, n. 4, p. 479-88, 2006.

HARMAN, S. M. et al. Longitudinal effects of aging on serum total and free testosterone levels in healthy men. Baltimore longitudinal study of aging. *J. Clin. Endocrinol. Metab.*, v. 86, n. 2, p.724-31, Feb. 2001.

HARRIS, W. S. N-3 fatty acids and serum lipoproteins: human studies. *Am. J. Clin. Nutr.*, v. 65, p. 1645S-1654S, May 1997. 5 Suppl.

HERBST, K. L. et al. Testosterone administration to men increases hepatic lipase activity and decreases HDL and LDL size in 3 wk. *Am. J. Physiol. Endocrinol. Metab.*, v. 284, n. 6, p. E1112-E8, Jun. 2003.

HIRSCHBRUCH, M. D.; CARVALHO, J. R. *Nutrição esportiva*: uma visão prática. Barueri: Manole, 2002.

HULMI, J. J. et al. Protein ingestion prior to strength exercise affects blood hormones and metabolism. *Med. Sci. Sports Exerc.*, v. 37, n. 11, p. 1990-7, Nov. 2005.

IVY, J. L. et al. Early postexercise muscle glycogen recovery is enhanced with a carbohydrate-protein supplement. *J. Appl. Physiol.*, v. 93, n. 4, p. 1337-44, Oct. 2002.

JAHOOR, F. et al. Erythrocyte glutathione deficiency in symptom-free HIV infection is associated with decreased synthesis rate. *Am. J. Physiol.*, v. 276, n. 1, p. E205-11, Jan. 1999.

JANAS-KOZIK, M.; KRUPKA-MATUSZCZYK, I.; TOMASIK-KRÓTKI, J. Ghrelin – The guardian of energy balance. *Psychiatr. Pol.*, v. 40, n. 1, p. 119-28, Jan./Fev. 2006.

KATCH, F. I.; KATCH, V. L.; McARDLE, W. D. *Fisiologia do exercício*: nutrição, energia e desempenho humano. 6. ed. Rio de Janeiro: Guanabara Koogan, 2007.

KAUFMAN, J. M.; VERMEULEN, A. The decline of androgen levels in elderly men and its clinical therapeutic implications. *Endocr. Rev.*, v. 26, n. 6, p. 833-76, 2005.

KELLY, D. M.; JONES, T. H. Testosterone: a metabolic hormone in health and disease. *J. Endocrinol.*, v. 217, n. 3, p.25-45, Apr. 2013.

KLEINER, S. M.; GREENWOOD-ROBINSON, M. *Nutrição para o treinamento de força*. 4. ed. Barueri: Manole, 2016.

KOEPPEN, B. M.; STANTON, B. A. *Berne e Levy*: fisiologia. 6. ed. Rio de Janeiro: Elsevier, 2009.

KOOPMAN, R. et al. Combined ingestion of protein and free leucine with carbohydrate increases postexercise muscle protein synthesis in vivo in male subjects. *Am. J. Physiol. Endocrinol. Metab.*, v. 288, n. 4, p. E645-53, Apr. 2005.

KRAEMER, W. J. et al. The effects of amino acid supplementation on hormonal responses to resistance training overreaching. *Metabolism*, v. 55, n. 3, p. 282-91, Mar. 2006.

KRZYWKOWSKI, K. et al. Effect of glutamine supplementation on exercise-induced changes in lymphocyte function. *Am. J. Physiol. Cell. Physiol.*, v. 281, n. 4, p. 1259-65, Oct. 2001.

LAGRANHA, C. J. et al. The effect of glutamine supplementation on the function of neutrophils from exercised rats. *Cell Biochem. Funct.*, v. 23, n. 2, p. 101-7, Mar./Apr. 2005.

LAYMAN, D. K. et al. A reduced ratio of dietary carbohydrate to protein improves body composition and blood lipid profiles during weight loss in adult woman. *J. Nutr.*, v. 133, n. 2, p. 411-7, Feb. 2003.

LIU, P. Y. et al. The short-term effects of high-dose testosterone on sleep, breathing, and function in older men. *J. Clin. Endocrinol. Metab.*, v. 88, n. 8, p. 3605-13, Aug. 2003.

LOON, L. J. C.V. et al. Maximizing postexercise muscle glycogen synthesis: carbohydrate supplementation and the application of amino acid or protein hydrolysate mixtures. *Am. J. Clin. Nutr.*, v. 72, p. 106-11, 2000.

MAESTÁ, N. et al. Efeito da oferta dietética de proteína sobre o ganho muscular, balanço nitrogenado e cinética da 15N-glicina de atletas em treinamento de musculação. *Rev. Bras. Med. Esporte*, v. 14, n. 3, maio/jun. 2008.

MAHAN, L. K.; ESCOTT-STUMP, S. (Ed.). *Krause:* alimentos, nutrição e dietoterapia. 11. ed. São Paulo: Roca, 2005.

MARTITS, A. M.; COSTA, E. M. F. Benefícios e riscos do tratamento da andropausa. *Rev. Assoc. Med. Bras.*, v. 51, n. 2, p. 61-74, mar./abr. 2005.

MELANSON, K. J. et al. Appetite and blood glucose profiles in humans after glycogen-depleting exercise. *J. Appl. Physiol.*, v. 87, n. 3, p. 947-54, Sep. 1999.

MILLMAN, D. *O atleta interior*. São Paulo: Pensamento, 2008.

MITTENDORFER, B.; VOLPI, E.; WOLFE, R. Whole body and skeletal muscle glutamine metabolism in healthy subjects. *Am. J. Physiol. Endocrinol. Metab.*, v. 280, n. 2, p. E323-33, Feb. 2001.

MOLONEY, F. et al. Conjugated linoleic acid supplementation, insulin sensitivity, and lipoprotein metabolism in patients with type 2 diabetes mellitus. *Am. J. Clin. Nutr.*, v. 80, n. 4, p. 887-95, Oct. 2004.

NELSON, D. L.; COX, M. M. *Lehninger*: princípios de bioquímica. 4. ed. São Paulo: Sarvier, 2006.

NORTON, L. E. et al. The leucine content of a complete meal directs peak activation but not duration of skeletal muscle protein synthesis and mammalian target of rapamycin signaling in rats. *J. Nutr.*, v. 139, n. 6, p. 1103-9, Jun. 2009.

NORTON, L. E. *Biolayne*. 5 mar. 2016. Disponível em: <https://www.biolayne.com/blog>. Acesso em: 3 jan. 2018.

NOVAK, F. et al. Glutamine supplementation in serious illness: a systematic review of the evidence. *Crit. Care Med.*, v. 30, n. 9, p. 2022-9, Sep. 2002.

OLIVEIRA, A. F. et al. Avaliação nutricional de praticantes de musculação com objetivo de hipertrofia muscular do município de Cascavel – Paraná. *Colloquium Vitae*, v. 1, n. 1, p. 44-52, 2009.

OTTO-BUCZKOWSKA, E. The role of ghrelin in the regulation of energy homeostasis. *Endokrynol. Diabetol. Chor. Przemiany Materii Wieku Rozw.*, v. 11, n. 1, p. 39-42, 2005.

PAULETTI, P. et al. IGF-1 e IgG séricos e nas secreções lácteas em vacas tratadas com rbST do período pré-parto. *R. Bras. Zootec.*, v. 34, n. 3, p. 976-86, maio/jun. 2005.

PASCHOAL, V. *Tratado de nutrição esportiva*. São Paulo: Roca, 2014.

PETERS, E. M. et al. Vitamin C supplementation attenuates the increases in circulating cortisol, adrenaline and anti-inflammatory polypeptides following ultramarathon running. *Int. J. Sports Med.*, v. 22, n. 7, p. 537-43, Oct. 2001.

POWERS, S. K.; HOWLEY, E. T. *Fisiologia do exercício*: teoria e aplicação ao condicionamento e ao desempenho. 5. ed. Barueri: Manole, 2005.

POY, M. S. et al. Pica diagnosis during pregnancy and micronutrient deficiency in Argentine women. *Nutr. Hosp.*, v. 27, n. 3, p. 922-8, May/Jun. 2012.

RHOADES, R. A.; TANNER, G. A. *Medical physiology*. Baltimore: Lippincott Williams and Wilkins, 1995.

RODRÍGUEZ-FRANCO, D. A.; VÁSQUEZ-MORENO, L.; MONTFORT, G. R.-C. Actividad antimicrobiana de la lactoferrina: mecanismos y aplicaciones clínicas potenciales. *Rev. Latinoam. Microbiol.*, v. 47, n. 3-4, p. 102-11, 2005.

ROMON, M. et al. Circadian variation of diet-induced thermogenesis. *Am. J. Clin. Nutr.*, v. 57, n. 4, p. 476-80, Apr. 1993.

SALZANO JR, I. Nutritional supplements: practical applications in sports, human performance and life extension. *Symposium Series 007*, São Paulo, p. 75-202, 1996-2002.

SATTLER, F. R. et al. Testosterone and growth hormone improve body composition and muscle performance in older men. *J. Clin. Endocrinol. Metab.*, v. 94, n. 6, p. 1991-2001, Jun. 2009.

SCHWARZENEGGER, A. *Enciclopédia de fisiculturismo e musculação*. Tradução: Marcia dos Santos Dornelles e Jusssara Burnier. 2. ed. Porto Alegre: Artmed, 2001.

SGARBIERI, V. C. Propriedades fisiológicas-funcionais das proteínas do soro do leite. *Rev. Nutr.*, v. 17, n. 4, p. 397-409, Oct./Dec. 2004.

SGARBIERI, V. C. Revisão: propriedades estruturais e físico-químicas das proteínas do leite. *Braz. J. Food Technol.*, v. 8, n. 1, p. 43-56, Jan./Mar. 2005.

SHILS, M. E et al. (Ed.). *Modern nutrition in health and disease*. 9th. ed. Philadelphia: Lippincott Williams and Wilkins, 1999.

SILVA, K.; BOLINI, H. M. A. Avaliação sensorial de sorvete formulado com produto de soro ácido do leite bovino. *Ciênc. Tecnol. Alim.*, v. 26, n. 1, p. 116-22, jam./mar. 2006.

SMASH THE FAT. 1 jun. 2011. Disponível em: <https://www.youtube.com/user/smashthefat>. Acesso em: 3 jan. 2018.

STOTE, K. S. et al. A controlled trial of reduced meal frequency without caloric restriction in healthy, normal-weight, middle-aged adults. *Am. J. Clin. Nutr.*, v. 85, n. 4, p. 981-8, Apr. 2007.

TARNOPOLSKY, M. A. et al. Postexercise protein-carbohydrate and carbohydrate supplements increase muscle glycogen in men and women. *J. Appl. Physiol.*, v. 83, n. 6, p. 1877-83, Dec. 1997.

THOMAS, D. E.; BROTHERHOOD, J. R.; BRAND, J. C. Carbohydrate feeding before exercise: effect of the glycemic index. *Int. J. Sports Med.*, v. 12, n. 2, p. 180-6, Apr. 1991.

TIRAPEGUI, J. *Nutrição, metabolismo e suplementação na atividade física.* 2. ed. São Paulo: Atheneu, 2012.

VUKOVICH, M. D. et al. Effect of fat emulsion infusion and fat feeding on muscle glycogen utilization during cycle exercise. *J. Appl. Physiol.*, v. 75, n. 4, p. 1513-8, Oct. 1993.

WAITZBERG, D. L. *Nutrição oral, enteral e parenteral na prática clínica.* 4. ed. São Paulo: Atheneu, 2009. 2v.

WERNERMAN, J. Clinical use of glutamine supplementation. *J. Nutr.*, v. 138, n. 10, p. 2040S-2044S, Oct. 2008.

WILLCOX, D. C. et al. The Okinawan diet: health implications of a low-calorie, nutrient-dense, antioxidant-rich dietary pattern low in glycemic load. *J. Am. Coll. Nutr.*, v. 28, n. 4, p. 500S-16S, Aug. 2009.

WILMORE, J. H.; COSTILL, D. L. *Fisiologia do esporte e do exercício.* 2 ed. Barueri: Manole, 2001.

WOLBER, F. M. et al. Supplemental dietary whey protein concentrate reduces rotavirus-induced disease symptoms in suckling mice. *J. Nutr.*, v. 135, n. 6, p.1470-4, June 2005.

WU, G. et al. Glutamine metabolism to glucosamine is necessary for glutamine inhibition of endothelial nitric oxide synthesis. *Biochem. J.*, v. 353, n. 2, p. 245-52, Jan. 2001.

Sobre o Livro
Formato: 14 x 21 cm
Mancha: 9,6 x 15,7 cm
Papel: Offset 90g
nº páginas: 192
1ª edição: 2018

Equipe de Realização
Assistência editorial
Liris Tribuzzi

Assessoria editorial
Maria Apparecida F. M. Bussolotti

Edição de texto
Gerson Silva (Supervisão de revisão)
Jonas Pinheiro (Preparação do original e copidesque)
Fernanda Fonseca e Luiz Maffei (Revisão)

Editoração eletrônica
Évelin Kovaliauskas Custódia (Capa, projeto gráfico e diagramação)
Douglas Docelino (Ilustrações)
Ricardo Howards (Ilustração de capa)

Fotografia
Evgeny Karandaev e kentoh | Shutterstock (Imagens de capa)
Acervo do autor (Figura 4.1, p. 135)

Impressão
Edelbra Gráfca